[韩]崔诚祚 / 著

李欣 任闳煜 / 译

Slimming
&
Fitness

4-Week Training Schedule to
Lose Fat and Get in Shape

无器械
瘦身塑形

打造完美曲线的
④周运动方案

U0274932

中国轻工业出版社

图书在版编目（CIP）数据

无器械瘦身塑形：打造完美曲线的4周运动方案 / [韩]
崔诚祚著；李欣，任闳煜译. —北京：中国轻工业出版社，
2017.1

ISBN 978-7-5184-1020-0

Ⅰ. ①无… Ⅱ. ①崔… ②李… ③任… Ⅲ. ①女性 –
减肥 – 健身运动 Ⅳ.①R161.1

中国版本图书馆CIP数据核字（2016）第152866号

Original Title: 간고등어 코치 홈헬스 무작정 따라하기 – 여자 군살 빼기
Home Workout of Coach 'Salted Mackerel': Losing Unwanted Flab for Women (The Cakewalk Series)
Copyright © 2014 by CHOI SUNG JO
Originally published by GILBUT PUBLISHING CO.,LTD
All rights reserved.
Simplified Chinese copyright © 2016 by China Light Industry Press
This Simplified Chinese edition was published by arrangement with GILBUT PUBLISHING
CO.,LTD through Agency Liang

责任编辑：王巧丽　舒秀明
责任终审：孟寿萱　　　　　封面设计：奇文云海
版式设计：锋尚设计　　　　责任监印：张京华

出版发行：中国轻工业出版社（北京东长安街6号，邮编：100740）
印　　刷：北京博海升彩色印刷有限公司
经　　销：各地新华书店
版　　次：2017年1月第1版第1次印刷
开　　本：787×1092　1/16　印张：15
字　　数：46千字
书　　号：ISBN 978-7-5184-1020-0　　定价：58.00元
邮购电话：010-65241695　　　　传真：65128352
发行电话：010-85119835　85119793　　传真：85113293
网　　址：http://www.chlip.com.cn
Email：club@chlip.com.cn
如发现图书残缺请直接与我社邮购联系调换
140586S4X101ZYW

珍惜读者的每一秒钟
无论时间多么紧,做一本书都不可能速成
比起做"快餐"书,我们更愿意做一本
如陈年老酒般入味的书

为了正在为生活奔波的每一个人
我们竭尽全力地在做每一本书
为了能在合上本书后遇到崭新的自己
我们为您准备了更畅通的路

让我们
在"珍惜读者的每一秒钟"的真诚中相遇吧

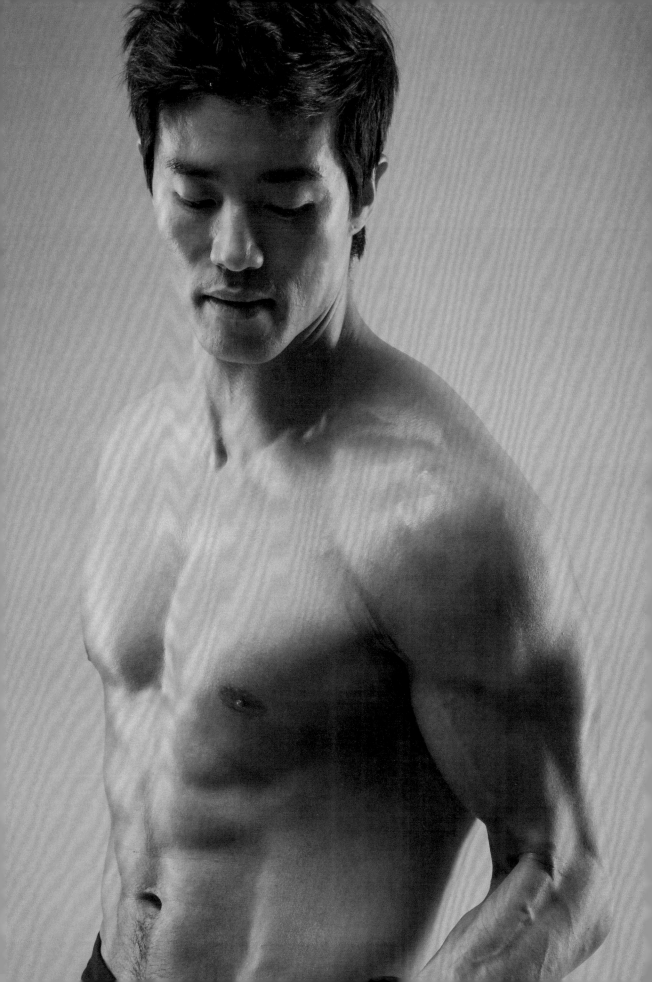

现在你需要通过这本书来做出改变了，
你一定能够实现大变身的！

大家好！我是"青花鱼教练"崔诚祚。非常感谢您选择了这本书，我相信这本书一定能为您带来全新的体验。

关于健身这件事，无论是谁都期待如同魔术一般实现瞬间大变身，但是很多人在通往成功的道路中没有克服懒惰和诱惑，怀有失败的疑心和恐惧，从而对自己失去信心而中途放弃。为了避免半途而废，首先请相信这本书，不要怀疑，努力跟着做，一定能够看到效果。

本书介绍了每天 10 分钟，根据自身目前身材以及运动目标来选择的 1~4 阶段运动项目。为了能达到 10 分钟运动效果，本书特别设置了为热身而准备的伸展运动、能够使全身得到锻炼的有氧运动、分部位集中运动、运用高强度·低强度运动法来实现体内脂肪消耗的运动以及由专业营养师提供的超级食谱。每个人的体力和运动能力是不同的，所以本书设置了强度不同的 1~4 阶段运动，可以根据自身条件选择相应的阶段。虽然时间很短暂，但是希望能够达到效果最大化，通过每天 10 分钟运动充分发挥你自身的潜能。

关于运动过程中的呼吸、用力等方法以及基本动作在书里都有详细说明，相信你一定能够轻松掌握。对于书中反复出现的同样动作，由于顺序变化也会产生不同的效果，所以不要厌烦不断的重复，一旦坚持下来，身材就能完美起来！

把家打造成健身房是我的目标之一。不是多么华丽，也没有多么完备，但却是属于自己的舒适空间，只要想运动，随时都可以运动。

未来的运动趋势就是"家庭健身"，因为在家可以安静地打造自己。说实话，作为健身教练，我当初减肥的时候就是在自己家的镜子前面。一个人做运动的时候能够集中精力，流汗的同时，不仅身材在变好，连意志也变得坚强。尤其本书所介绍的家庭健身运动不需要任何器械，最多也只须用到家中常见的用具。在按照本书运动的时候，1 小时也仿佛是 1 分钟一样，在不知不觉中度过。

当打开这本书的时候，如同登上了通往目的地的列车。别觉得有多复杂或者多艰难，轻松地跟着做，就好像跟着导航一样，就会很容易到达目的地。当然中间可能会走错路，也可能会出现想要放弃的情况，这时请相信我并跟着我做。

为了达到目标，现在要出发了，你所要做的选择是，不要停止，不要回头，向着目的地努力前行。

在那里一定能够遇到"变身成功的自己"，让我们来做个约定吧！

本书的特征 ·····································

01 青花鱼教练让你的赘肉"嗖"地不见的 4 周运动方案

本书介绍了星期一·星期四、星期二·星期五、星期三·星期六，这样将一周分为 3 部分的按周运动方法，一共为期 4 周。4 周运动方案由能增强健身效果的准备运动、提升身体协调力并帮助消耗热量的有氧运动、有助于塑形的全身运动以及能放松身体并赋予身体弹力的整理运动构成。本书不仅能让你瘦身塑形，还能让你体验打造靓丽肌肤和健康身体的系统健身训练。

02 根据不同情况，可自由选择的
每天 10 分钟分阶段运动

无论是想要更快地消减脂肪，还是想要打造完美曲线，都可以根据自身情况选择每天 10 分钟 1 ~ 4 阶段运动。如果将本书介绍的 4 周运动全部做完并想提升一个阶段，可以继续反复进行！

**根据自身情况选择相应的
阶段吧！**

第 1 阶段：刚开始运动或者体力
　　　　　较差
第 2 阶段：想快速减掉脂肪或者
　　　　　想要打造苗条身材
第 3 阶段：想要增强身体柔韧性
　　　　　或者提升运动能力
第 4 阶段：想要身材变得紧实

03 不需要运动器械的徒手运动法

本书介绍了不需要任何器械，徒手即可在家进行的运动方法。不需要准备任何东西，无论什么时间都可以进行，减少了不必要的麻烦。

04 更高效的 1 ~ 4 周系统减肥食谱

本书设置了由专业营养师金恩美设计的食物搭配小贴士以及减肥食谱。一边按食谱饮食一边运动能够更快地消耗体内脂肪。

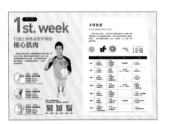

05 回顾一周的运动和生活习惯的**每周减肥清单**

完成每周运动后，会看到青花鱼教练的鼓励，还能对自己一周的运动成果进行评价。100 分为满分，为自己打个分，仔细思考一下自己哪些地方值得称赞，哪些地方又需要反省！

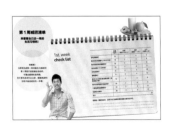

06 集中打造想要塑造的部位！ 不同部位的家庭健身 Best3

结束 4 周的运动后，如果想要继续瘦身塑形，可以从第 1 周开始重新来过，也可以按照书后面介绍的"不同部位的家庭健身 Best3"来进行运动。可以选择胸部、背部、腰部、腹部、臀部、肩部、臂部、腿部等你想要打造的部位进行重点运动。

运动日期和运动目标
这里显示的是运动日期和运动目标。

热量消耗和对应运动部位
运动时消耗的热量和对应部位可以在这里找到。

对应阶段
这里显示 1~4 阶段运动中的某一阶段。

运动重点
这里有做动作时应该注意的重点。

亲民的小贴士
此处设有该运动的效果以及给运动新手准备的小贴士。

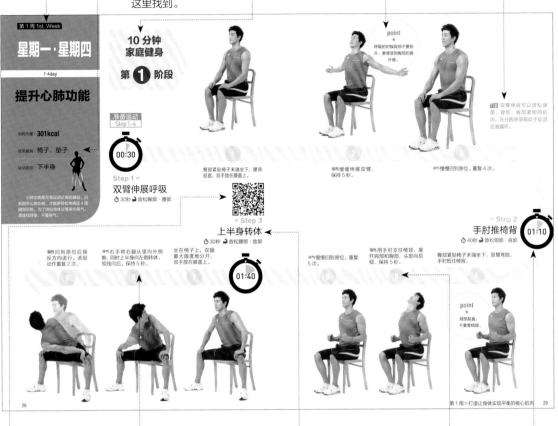

较难的动作配有二维码
用手机扫描书上的二维码即可看到青花鱼教练的讲解视频。

青花鱼教练亲切详细的动作说明
此处是关于分解动作、呼吸、运动次数等的详细说明，让你仿佛和青花鱼教练在一起运动。

运动名称、需要时间、运动部位
这里显示有运动名称、做该动作需要的大概时间以及运动时能够感受到刺激的部位。

分步运动动作序号
书中标有现在所做动作属于第几步的序号。

告知运动时间的钟表标志
书中用"钟表"来表示时间，有助于提高运动效果。

✔ 请注意！

□ 运动时
在 10 分钟的运动中，不要中断，连续运动效果最佳。刚开始接触运动时，需要花费一定时间掌握动作，最好在仔细阅读并了解动作后再进行。

□ 运动部位
首先要记住分步动作涉及的运动部位，然后一边感觉该部位肌肉的刺激一边集中锻炼。做动作时，未涉及的部位如果感到过度受力则说明运动姿势是错误的。

□ 呼吸
书中部分地方标有"呼气""吸气"，其他未标注的特定动作，自由呼吸即可。

□ 穿着
因为是在家里做运动，不用太在意别人的眼光，穿着舒适即可。如果想增强运动效果、让动作更自如，可以穿着能够显露身材的衣服以及健身专用运动鞋。

□ 器具
由于都是在家里进行的运动，所以要好好利用家中的器具。在地板上进行的动作需要准备瑜伽垫，也可以选用柔软的被子或者毯子。

□ 不要纠结时间
虽说是每天 10 分钟运动，但也不要为了 10 分钟运动而运动。与一定要运动 10 分钟相比，认真做好每个动作更重要。

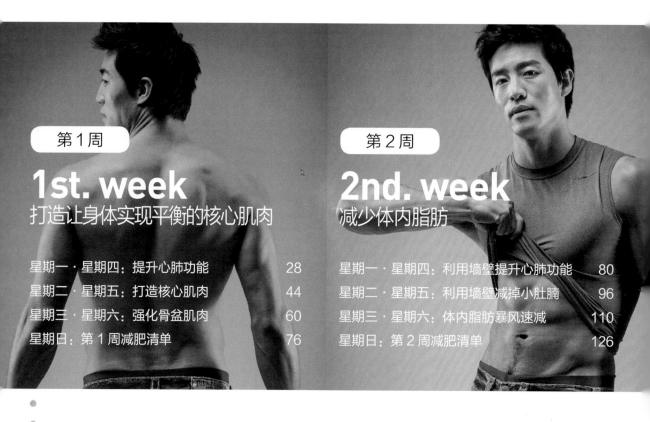

第1周

1st. week
打造让身体实现平衡的核心肌肉

第2周

2nd. week
减少体内脂肪

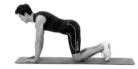
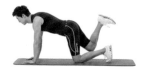
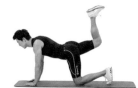

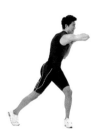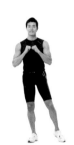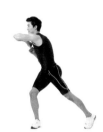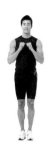

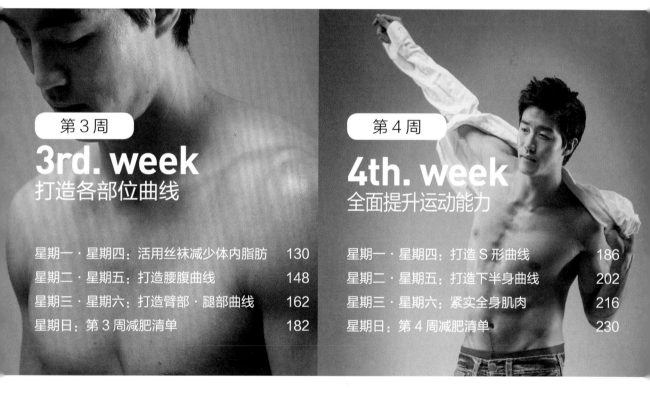

每天 10 分钟家庭健身运动
十大基本守则

01
请准备一面全身镜

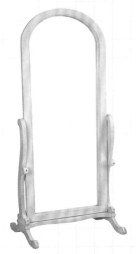

健身开始前，应该准备一面全身镜，以便运动时能够看到自己的身体，随时矫正动作，运动效果会更好。另外，通过镜子能观察自己身材的变化，有助于提升健身的动力。

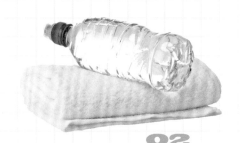

02
旁边要放有矿泉水

运动时要经常饮水。无论是塑造身型还是减脂，补充水分都是必要的。但不要"咕嘟咕嘟"地喝水，因为运动时心跳加快，大量饮水会给心脏带来负担。在运动间隙适量润下喉咙即可。有些人为了追求短时间快速减肥而用桑拿发汗或节食节水，对健康有害。

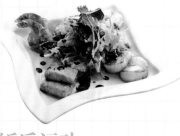

03
请在晚饭后运动

家庭健身最合适的时间是晚饭后 30 分钟~1 个小时。运动结束后，可以食用 1 根香蕉、3 个鸡蛋清或者 1 个甘薯、1 杯牛奶，并最好在 1~2 小时后入睡。

04
运动时肩膀要放松

身体紧张或肩膀耸起时就会用到连接颈部与肩膀的斜方肌。很多人运动时会无意识地肩膀用力，导致运动后全身酸痛。如果斜方肌经常用力将形成没有锁骨感的衣架型身材。运动时肩膀要放松，平时要多做伸展运动，有助于放松肩膀。按照本书的提示注意运动中身体的姿态。

05
不要屏住呼吸做运动

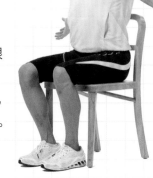

运动时养成正确的呼吸习惯很重要，只有给身体提供充足的氧气，才能够看到有氧运动（消耗体内脂肪，帮助身体恢复平衡的运动）的效果。那么，从现在开始不要屏住呼吸，跟随你的动作有节奏地呼吸吧！

06
运动效果比时间更值得重视

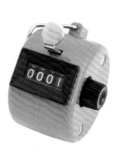

本书根据不同的运动目标制定了每天1个阶段（约10分钟），总共4周的运动方案。但是运动速度因人而异，所用时间也会不同。运动时只关注时间长短而忽略动作是不对的，时间仅仅是一个参考，请关注每次运动的效果。

07
为了睡好觉，进行第1阶段的运动就够了

虽然很多人是为了健康和减肥而运动，但也有人是为了保证睡眠而运动。本书所介绍的运动，第2~4阶段中有很多为了刺激肌肉而进行的高强度动作。如果是为了睡好觉，选择第1阶段的运动就够了。

08
饮酒后不要运动

如果某天不得已饮酒了，那么这天请不要做运动。即使是血压正常的人饮酒后血压也会升高。如果饮酒后再运动，可能会引发心脏停搏、脑溢血等危险。所以饮酒后不要运动，好好睡一觉吧！

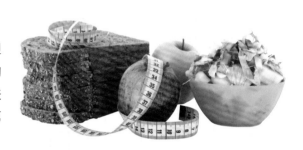

09
如果感到压力很大就不要勉强按减肥食谱进食

为了减肥，吃什么固然重要，但是什么时间吃、依照怎样的顺序吃也很重要。本书为大家提供了详细的4周减肥食谱。如果能够完全按照食谱吃固然很好，但是也不需要勉强自己，不要给自己过多的压力。与其勉强遵守食谱，不如自然调整自己的身体，这才是正确的选择，也是调整食谱的第一原则。

10
最重要的是不要忘记自己的信念

运动开始前，可以将自己的决心和计划告诉家人或朋友。他们是我们坚持运动的支柱，当然最重要的是自己的信念。无论多么伟大的计划，如果坚持不下来都不会成功，为了4周后的重生，大家加油吧！

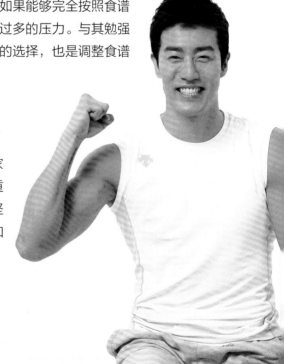

金恩美营养师为你准备的
减肥指南

Diet Manual

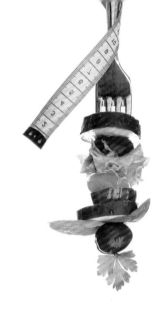

经常"每天只吃一顿饭""只吃蔬菜就能减肥"的人容易体重反弹，如果想成功减肥，并不是要不吃东西，而是要吃对东西。我们的身体可以说是一个精巧的化学工厂。要燃烧体内脂肪，首先要有利于燃烧的环境。想成功减脂，营养平衡尤为重要。

Step1.
了解
热量平衡

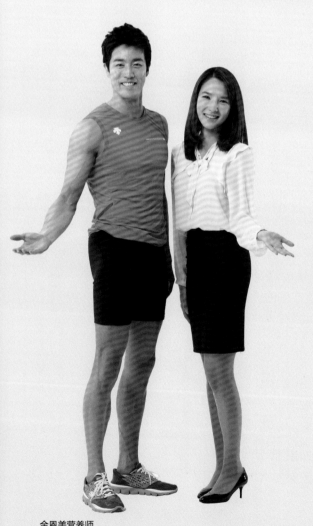

金恩美营养师

庆熙大学营养教育学硕士，主要为医院患者、职场人士、健身房教练等提供营养咨询，并一直致力于告诉大家正确的营养常识。她认为减肥就是要改变生活方式，回归健康、有规律的生活。

减肥就像是一次旅行，要用心地选定目的地并制订计划。计划制订得好，就能够顺利到达目的地，如果计划不完善，就可能迟到或走错路，甚至不得不回到原点重新开始。

如果是自驾游，需要检查汽车状态，以及旅行需要的物品。同样的道理，减肥前也要先检查自己的状态（饮食习惯、运动量、进食模式等）。要到达目的地自然要给汽车加满油，同样我们的身体也要通过摄取营养素（碳水化合物、脂肪、蛋白质等）来供给能量。

我们的身体同汽车一样在运行过程中会消耗能量，身体在体温调节、呼吸、血液循环等新陈代谢机能发挥作用时也会消耗能量。

在摄取的能量和消耗的能量达到平衡的时候，就能够达到预想的目标（目标体重）。

"我饿了。""我饱了。"

我们每天要说好几次这样的话，饿就吃，吃饱就放下筷子，但是为什么这对减肥的人就这么难呢？因为饥饱是受大脑控制的。虽然食物是由肠胃来消化，但是调节饥饱的是我们的大脑。

当胃感到空的时候，饥饿素分泌增多，促使大脑让我们感到饥饿，进食后胃满了，肥胖激素分泌增多，促使大脑让我们有饱腹感。

我们需要通过健康的饮食摄取能量，但是现在很多加工食品中含有果葡萄浆（如碳酸饮料），经常食用不但无法控制食欲，还会加重肥胖。

※ 为了让肥胖激素正常发挥作用，每天要散步 30 分钟或者做些伸展运动，这能让我们身体里的细胞对肥胖激素更加敏感，从而更好地控制食欲。

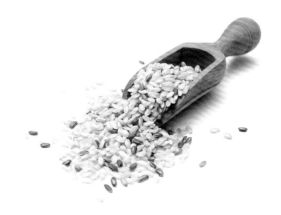

要摄入多少碳水化合物、该摄入哪些碳水化合物

每日碳水化合物摄入量占比应为 50%~60%

碳水化合物是脑细胞、神经系统等必需的营养素，每天最少要摄入 50~100g（1 碗饭）。

用粗粮来代替精米精面吧

全麦、玉米、小米等未经精制的粗粮食品被称为复合碳水化合物。复合碳水化合物的血糖生成指数低，与精制细粮相比，所含膳食纤维、维生素、矿物质更丰富，对于以谷物为主食的人，粗粮是减肥的必需品。

每日应摄取膳食纤维 20~25g（蔬菜 300~500g）

蔬菜类、海藻类、谷物类、豆类等食物中含有的膳食纤维在肠道内不易被消化吸收，能给人以饱腹感，还可以延迟人体对葡萄糖和脂肪的吸收。

Step2.
了解我们身体的能量源：
热量营养素

最先使用的能量源——碳水化合物

碳水化合物是大米、小麦等粮食作物的主要成分，每克碳水化合物含有 4kcal 能量。碳水化合物在人体内经消化变成葡萄糖，葡萄糖通过血液传递到人体的每个细胞，为人体提供能量。脑、红细胞、神经细胞只以葡萄糖为能量源。如果较长时间不进食或者碳水化合物摄入不足，肝内存有的少量肝糖原将被分解为葡萄糖，然后肌肉蛋白质会被分解。

为了能够完全燃烧体内脂肪，机体需要利用碳水化合物的分解产物"草酰乙酸"，所以碳水化合物不仅是生命必需的营养素，也能帮助减肥。但是如果过量摄入碳水化合物，多余的将会转化为脂肪，成为腹部肥胖的罪魁祸首。

高浓能量源——脂肪

脂肪是人体必需的物质，不要因为它与肥胖关系密切就完全否定它。我们身体内最有效的热量供给源、能量储存处便是脂肪，每克脂肪含有 9kcal 能量，是碳水化合物和蛋白质的 2 倍。如果没有脂肪，单单依靠碳水化合物来储存体内能量，那么一个体重为 70kg 的人将变成 136kg。

脂肪之所以会成为现代人警惕的对象，是因为即食食品和在外就餐增多会导致人们脂肪摄入过量。为了减肥要少吃高脂肪食物，并选择健康的脂肪。

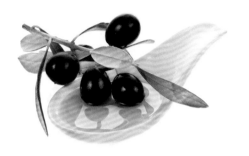

要摄入多少脂肪、该摄入哪些脂肪

脂肪摄取量的占比不要超过 20%~25%

如果碳水化合物摄入过少或蛋白质食品摄入过多，会增加脂肪的摄入。尽量多食用低脂肪食物，用蒸和煮来代替油炸。

适量摄入富含不饱和脂肪酸的植物性食用油

适量摄入富含不饱和脂肪酸的植物性食用油。做菜的时候最好使用橄榄油或者菜籽油。每天可以摄入 1 小把坚果（25g，约 10 颗杏仁）。

小心饼干、甜甜圈、油炸食品中的反式脂肪酸

加工食品很多富含反式脂肪酸及饱和脂肪酸，所以现代人患慢性病的概率很高。特别是反式脂肪酸，会导致胆固醇过高，所以在购物时要注意看食品标签。

我们身体的构成成分——蛋白质

蛋白质与碳水化合物、脂肪共同构成人体三大能量源。蛋白质为身体新陈代谢合成激素、酶、抗体等，被称为"构成营养素"。如果不能充分供给必需的能量，体内能量源（尤其是碳水化合物）不足，蛋白质会放弃身体构成元素的角色而转化为能量，如果持续不足，肌肉蛋白质便会被分解。肌肉量的减少会导致基础代谢率降低，身体会迅速变胖。相反，如果过量食用蛋白质食物，就会在体内堆积为脂肪，给心脏带来负担。

要摄入多少蛋白质、该摄入哪些蛋白质

每日蛋白质摄入占比应为 15%~20%

对于减肥的人来说，吃肉往往会成为负担。其实肉类中真正构成威胁的是饱和脂肪酸和胆固醇。而脂肪含量较少的蛋白质可以给人以饱腹感，并且可以预防运动带来的肌肉损伤，是不可或缺的。

每天都应摄取优质蛋白质

富含必需氨基酸的优质蛋白质食品包括瘦肉（猪肉、牛肉等）、去皮的鸡肉、蛋清、低脂牛奶、豆腐等，这些食物每天都要适量食用。

要多吃瘦肉

脂肪含量越高热量越高（如五花肉比里脊肉脂肪含量高），饱和脂肪酸也会越高，所以要吃脂肪含量低的瘦肉。也可以吃饱和脂肪酸相对较少的生鱼片（1 片）、鸡胸肉（100~150g）等。饮用牛奶等乳制品时也要尽量选择脱脂或低脂的。不同料理方法产生的热量也不同，最好少用油炸的方式。

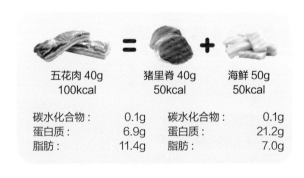

五花肉 40g 100kcal	猪里脊 40g 50kcal		海鲜 50g 50kcal
碳水化合物：	0.1g	碳水化合物：	0.1g
蛋白质：	6.9g	蛋白质：	21.2g
脂肪：	11.4g	脂肪：	7.0g

酒

酒每克含 7kcal 能量，是高热量食物。它不含有任何人体必需营养素，被称为是"Empty Calorie"食物。"Empty Calorie"食物除了酒以外，还有白糖、白米饭、白面等。这类食物如果摄入过多，会使代谢过程中必需的营养素(酶、维生素、矿物质)减少，降低免疫力，加速衰老。

喝酒真的会长肉吗

所谓喝酒会长肉主要不是因为酒本身热量高，而是因为酒会妨碍其他营养素分解脂肪。酒中含有的热量会被作为能量，但是同时摄入的下酒菜会堆积成脂肪。如果经常饮酒，会引起身体发热，消耗体内能量，体重会减少，这也是为什么酒精中毒的患者中瘦人居多。如果喝酒并同时食用多种下酒菜，就会促进食欲，导致脂肪摄入增多。所以为了减肥和健康要限制饮酒。

公司聚餐等应酬场合应该选择哪些下酒菜

请不要食用脂肪含量高的下酒菜（油炸类）以及辛辣食物

五花肉、炸鸡等油腻食物热量高，而辛辣食物会导致口渴，从而引起过量饮水。所以下酒菜最好选择少油脂的瘦肉、海鲜或者蔬菜。

请选择富含膳食纤维和维生素的水果蔬菜

抗氧化物质丰富的水果和蔬菜可以分解酒精，其所含活性酶可以缓解宿醉，所以饮酒的同时可以多吃黄瓜和白菜。

酒的种类	酒精浓度	单位	热量（kcal）	包装单位	热量（kcal）
稠酒	6	1杯（200ml）	92	1瓶（750ml）	345
light 啤酒	4.5	1杯（200ml）	58	1瓶（500ml）	145
啤酒	4.5	1杯（200ml）	74	1瓶（500ml）	185
香槟	5	1杯（100ml）	44	1瓶（640ml）	280
烧酒	25	1杯（50ml）	71	1瓶（360ml）	510
淡味烧酒	20	1杯（50ml）	55	1瓶（360ml）	400
红酒	13	1杯（100ml）	85	1瓶（750ml）	638
白葡萄酒	13	1杯（100ml）	83	1瓶（750ml）	623
威士忌	40	1杯（30ml）	95	1瓶（360ml）	1140
清酒	16	1杯（50ml）	76	1瓶（300ml）	390

好奇！
零热量食品真的
不含热量吗

很多食品公司都在热推零热量食物，但是零热量食物是通过什么原理来制造甜味的呢？我们最常见的可乐使用的是一种叫做阿斯巴甜的人造甜味剂。1g 阿斯巴甜的甜度相当于 200g 白糖。即，含有 20g 白糖的可乐热量是 80kcal，相反，只含有 0.1g 阿斯巴甜的可乐热量只有 0.4kcal。按照食品标识标准，100ml 含热量 0.5kcal 以下的食品即可被称为"零热量食物"。那么食用这种零热量食物有助于减肥吗？几项研究表明，大脑通过舌头来感知甜味从而决定甜度的摄入量，食用人工甜味剂虽然也能感受到甜味，但是会导致我们体内消化系统混乱，降低新陈代谢率，反而容易增加体内脂肪。虽然可以确定人工甜味剂是安全的，但是是否能够代替糖还不可知。

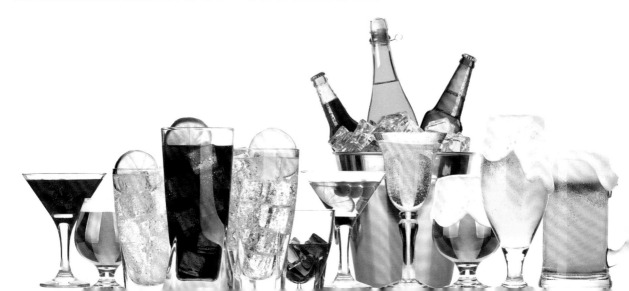

Step 3.
减肥 营养管理

我属于肥胖吗

体重指数（Body Mass Index，BMI=kg/m^2）是世界卫生组织所使用的判断肥胖的标准。但是体重指数是根据身高和当前体重来计算的，所以因肌肉较多而体重较重的人也会被判定为肥胖。

- 腹部肥胖：通过腰围判断，男生 90cm 以上，女生 85cm 以上
- 体内脂肪过量：通过身体成分测定，男生 20%，女生 25% 以上
- BMI= 现在体重（kg）÷ 身高的平方（m^2）

体脂肪率判定			BMI 指数				
			18.5	23	25	30	
			偏瘦	标准体重	超重	肥胖	过度肥胖
偏瘦体内脂肪	男性 15 以下	女性 20 以下	偏瘦体重 肌肉型	正常体重 正常脂肪	超重体重 正常脂肪	肥胖 肌肉型	肥胖 肌肉型
标准体内脂肪	15~19.9	20~24.9	偏瘦体重 正常脂肪	正常体重 正常脂肪	超重体重 正常脂肪	肥胖 标准脂肪	肥胖 标准脂肪
警惕体内脂肪	20~24.9	25~29.9	警戒性	正常体重 脂肪过量	超重体重 脂肪过量	高度肥胖	肥胖 脂肪过量
偏高体内脂肪	25 以上	30 以上	偏瘦体重 脂肪肥胖	正常体重 脂肪肥胖	超重体重 脂肪肥胖	肥胖 脂肪肥胖	高度肥胖

1 日热量需求

开始减肥的时候最重要的是了解自己身体每日的热量需求，之前我们讲过，如果摄入的热量过少，肌肉会消失，还会有反弹的危险，很难达到预想的效果。每日的热量需求取决于你的基础代谢率，身体活动必要的能量以及食物代谢需要的能量。

1 日热量需求 = 基础代谢率（60%~70%）+ 身体活动必要的能量（15%~30%）+ 食物代谢需要的能量（10%）

基础代谢率

基础代谢率是指在自然温度环境中，饭后至少 12 个小时以上，人体维持生命（体温调节、心肌收缩、血液循环、呼吸等）所需消耗的最低能量，占 1 日能量需求的 60%~70%，但根据个人体质不同也有所差异。基础代谢率高，能量消耗就多，所以减肥的时候提高基础代谢率很重要。

一般男性比女性肌肉多，基础代谢率高。即使参加同一个减肥项目，男性的体重也比女性的降得快。但随着年龄的增长，肌肉量会减少，体内脂肪会增多，基础代谢量也会降低。另外，基础代谢率受饮食量的影响，所以节食减肥的人容易导致反弹。如果想提高基础代谢率，就要多做运动。

基础代谢率增加的原因	基础代谢率减少的原因
肌肉量增多、高温、最近饮食摄入量高、甲状腺激素高、咖啡因摄入、压力增大	年龄增加、热量摄入量减少、营养不良、环境温度低、经期前后

身体活动必要的能量

这里所说的能量是我们运动、走路等所有活动必需的能量，占一日消耗热量的15%~30%。运动选手和普通白领的活动能量是不一样的，所需摄取的热量也是不同的。减肥的时候，加大运动量，增加热量消耗是最好的方法。

运动量	行业人员
轻微运动量	普通白领、管理人员、技术人员、无子女的主妇
中度运动量	制造业、加工业、服务业、销售业、有子女的主妇
高度运动量	农业、渔业、建筑业
极度运动量	农忙期务农、林业、运动选手

食物代谢消耗的能量

摄入食物后，食物的消化、代谢、吸收也需要能量。实际上，饭后的几小时基础代谢率高，消耗的能量随着摄入营养素的种类和摄入量的多少会有差异，但是一般会占据食物摄取量的10%左右。参考下表，蛋白质食品作为代谢营养素能够消耗更多能量（15%~30%），脂肪消耗能量较低（3%~4%）。减肥的时候最好摄入高蛋白食物，另外，一次摄入过多食物会增大热量摄入，所以要保证饮食规律。

	脂肪	碳水化合物	蛋白质	混合食物
食物代谢能量消耗量（%）	3~4	10~15	15~30	10

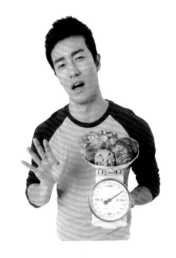

跟我一起来计算一下
一天需要的热量吧

❶ 通过体重指数判断自己是否肥胖，用下面的方法计算出标准体重。
女生：身高的平方（m²）×21

❷ 下表显示了不同运动量/肥胖度每千克体重所需的热量。BMI值为24，身高160cm，标准体重53.8kg，轻微运动量的女性一天需要多少热量呢？计算方法为：53.8kg×25kcal=1345kcal。

运动量/肥胖度	偏瘦体重	正常体重	超重体重/肥胖
轻微运动量	35	30	20~25
中度运动量	40	35	30
高度运动量	45	40	35

❸ 还可以通过身高简单估算出一天所需要的热量。较高的女性一天所需热量大概为1400～1600kcal，较矮的女性一天所需热量大概为1100～1200kcal。

step4.

根据 1 日所需热量
定制的食谱

1 日食谱构成原则

　　减肥的人要注意平时都摄入了哪些食物，如何摄入的。回想一下自己平时的食谱，再对照下列超级减肥食谱。

养成记录每日饮食的习惯

　　每天摄取的热量不要超过 1 日必需热量，而且要保证营养均衡。最好养成记录每日饮食的习惯。

要多摄取绿色蔬菜、水果

　　绿色蔬菜和水果中富含抗氧化营养素，如维生素 B、维生素 C、硒、β- 胡萝卜素等，减肥者要适当摄入。比如，每天可以食用一小盘圣女果。

要注意不要缺钙、铁和叶酸

　　钙、铁、叶酸是女性必需的营养物质，因此要保证低脂牛奶、红色肉类和黄绿色蔬菜的摄取量。

要摄入充足的水分

　　人体每天需要 1L 以上的水分。想要体重减轻，就要提升身体代谢，想要排出代谢废物需摄入充足的水分。

食谱构成

　　减肥最重要的不是不吃东西，而是吃东西的方法。通过健康食谱，增加促进新陈代谢食物的摄入量，减少空腹感，减少促进体内脂肪增长的食物，保持营养平衡。

最热门的减肥方法——记录饮食

　　减肥的时候最重要的是知道自己都摄入了哪些食物，如何摄入的。因此减肥日记非常必要。根据饮食记录来判断是否存在问题。从现在就开始记录你的"减肥日记"吧！

可以像水一样饮用的电解质饮料

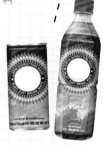

　　如果觉得很难达到标准水分摄入量，可以饮用市售电解质饮料，要选择对健康有益的产品，避免高糖饮料。

参考下表来制订属于你自己的减肥食谱吧！

食物群	推荐食物	禁忌食物
谷类	糙米饭、全麦面包、粗粮麦片等粗粮谷物	精米精面等细粮谷物
蔬菜和水果类	苹果、香蕉、圣女果、蘑菇、海带、海藻类、南瓜、胡萝卜、圆生菜、白菜、西蓝花等	水果汁或蔬菜汁，水果加工品等
鱼肉、家禽蛋类和豆类	去皮鸡肉等家禽类、脂肪含量少的牛肉、猪瘦肉、蛋清、豆腐、含糖量少的豆奶、海鲜类 * 制作方法：蒸煮最佳	含糖量高的豆奶、五花肉和排骨等高脂肪肉类、肉类加工品（香肠、午餐肉等） * 制作方法：煎炸等
牛奶以及乳制品	低脂或脱脂牛奶或乳制品	全脂牛奶、巧克力牛奶或者草莓牛奶等乳制品、奶油、冰激凌
油脂类和糖类	坚果类（杏仁）、橄榄油、菜籽油等植物油	人造黄油、黄油、白糖、各种甜点、碳酸饮料、蛋黄酱
水分	水、茶、无糖美式咖啡	含糖饮料

为忙碌的人准备的食谱

确认一下你的每顿饭是否包括下列食品。不一定要按照食物类别来进食，但是要保持饮食的均衡。

* 粗粮食品：糙米饭，全麦面包，粗粮麦片
* 优质蛋白质食品：脂肪含量少的肉类、低脂牛奶、豆腐等
* 蔬菜水果

推荐饮食	食谱
早餐	早晨再忙碌，饮食也不能忽视哦！要准备可以促进新陈代谢的食物，如果说因为忙碌而只吃一种食品，会带来空腹感，导致午餐暴食，早餐时一定要食用富含蛋白质的食品和水果。 果蔬燕麦片（粗粮麦片）1 杯，低脂牛奶 1 杯，苹果 1/2 个，杏仁 7~10 颗
午餐	午餐一定要吃好，有想要吃的食物可以选择在午餐时间食用，午餐吃得不好会导致晚餐暴食。 ❶ 全麦三明治，鲜榨水果汁（或低脂拿铁），香蕉 1 根 ❷ 便当：糙米饭 1/2 碗，鸡胸肉（手掌大小）1 块，生蔬菜 1 盘，圣女果 5 个 ❸ 食堂：如果条件允许，建议在公司食堂吃饭。半食法（吃半人份），使用筷子吃饭而不用勺子，以减少汤的摄入
晚餐	最晚在睡前 3 小时食用晚餐，多吃生菜饭团可以提高饱腹感 糙米饭 1/2 碗，生菜饭团，低脂牛奶 1 杯，豆腐 1/5 块，蛋清 2 个

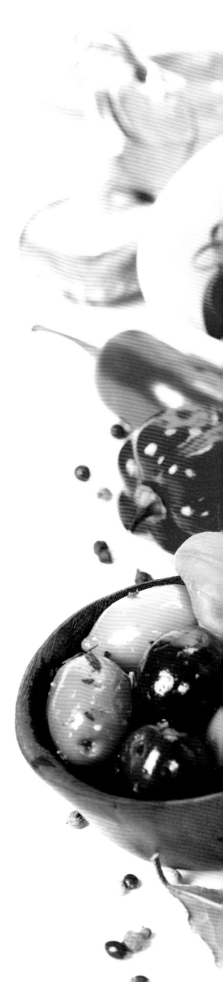

step5.
将减肥速度提升 2 倍的
营养管理习惯

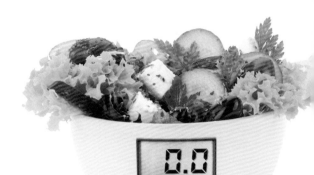

减肥的基本原则是改善生活习惯

　　如果你不知道如何管理食谱，那么请填写下面的问卷，对自己的饮食习惯做个判定，之后再制定改善计划吧。要从分数最低的项目开始改起，制定目标并为了目标努力，把过程中感到困难的地方以及你的心情都做个记录。了解自己的行动模式将有助于改善你的生活习惯。

　　我的生活习惯到底是什么样子的呢？

目前饮食习惯评定				
对应事项	总是 （每天）	经常 （每周3次以上）	偶尔 （每周1~2次）	从不 （每周0次）
按时吃早餐	5	3	1	0
晚餐比早餐和午餐吃得多	0	1	3	5
进食时间固定	5	3	1	0
大家一起吃饭的时候总是我先吃完	0	1	3	5
忙的时候就用方便面、汉堡或者外卖来解决	0	1	3	5
即使不饿，见到喜欢的食物也不放过	0	1	3	5
打开冰箱一定要吃东西	0	1	3	5
吃自助餐的时候，所有的食物都要品尝一遍	0	1	3	5
口渴的时候不喝水，而喝果汁或者碳酸饮料	0	1	3	5
有好吃的食物，即使很饱了还会继续吃	0	1	3	5
无聊的时候或者累的时候会吃零食	0	1	3	5
如果旁边有吃东西的人或者看到电视里吃东西的场面，自己也会跟着吃	0	1	3	5
三餐全部吃米饭	5	3	1	0
到饿得无法忍耐的时候才吃饭	0	1	3	5
吃饭的时候一定会吃得很饱	0	1	3	5
吃夜宵	0	1	3	5
吃饭的时候看电视、玩手机或电脑	0	1	3	5
感到压力的时候就会到外面就餐或者喝酒	0	1	3	5
吃饭的时候狼吞虎咽	0	1	3	5
喝混合咖啡（含糖和奶的咖啡或者卡布其诺等）	0	1	3	5
总分		（	）分	

**80 分
以上**

说明你有较好的饮食习惯，要保持现有的饮食习惯，多做运动，通过运动来管理自己的身材。

60~79 分

稍改善一下会有更好的饮食习惯，从分数最低的那条开始改起吧。

**59 分
以下**

需要努力改变你的饮食习惯了，认真记录你的饮食日记，然后从左侧表中分数最低的开始逐条改进吧。如果能改变暴饮暴食以及吃零食的习惯，你会更容易减肥成功。

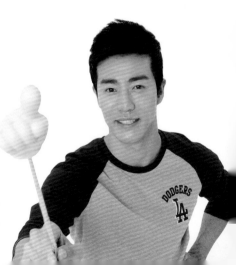

饭后总是习惯性地喝饮品

你喝过混合咖啡吗？1 杯混合咖啡约含 40kcal 热量。有研究表明，1 杯混合咖啡含有的饱和脂肪量相当于 1 人份的五花肉。用无糖美式咖啡或者水、绿茶来代替混合咖啡吧！

减肥的人应对在外就餐的办法

你有没有因为经常在外就餐而感到很难减肥？如果觉得每天带便当很麻烦，可以试着这样做哦！

可以多去公司食堂就餐

最好能多去公司内食堂就餐，一般公司内部的食堂都有精心的搭配，只要控制食量便可以达到减肥的目的。

不要食用茶点，多吃蔬菜

饭后不要饮用咖啡或食用甜点，在餐前多吃无酱料的蔬菜，可以避免暴饮暴食，减少热量的摄入。

低热量的食物未必是最佳食物

在众多减肥者中，有很多人会选择低热量、单一种类的食物。这个绝对要禁止！不要忘记，食用各种食物来摄取多种营养素是至关重要的。有很多减肥者选择不在饭店吃饭而用饼干和牛奶来代替，其实，减肥的时候，少吃并不是最重要的，吃对食物才重要。必需营养素（维生素、矿物质等）缺失的话，无论多么努力，都很难减重。要选择营养丰富、脂肪和糖含量低的食物（蒸煮食物、新鲜蔬菜等），只要不过多食用即可。

如果晚餐吃得很多或者吃了夜宵的话

俗话说："早餐是金，午餐是银，晚餐是铜"。即使是摄入同等热量，在晚上食用也会增重，这是为什么呢？

"胰岛素和胰高血糖素"

胰岛素可以在一定的程度上维持血糖稳定，如果血糖升高，葡萄糖会转变为脂肪；胰高血糖素是分解脂肪细胞的激素，正好起到相反的作用。白天的时候，胰高血糖素分泌，脂肪转换量较少，而晚上的时候，胰高血糖素停止分泌，加上运动量少就会导致摄入的食物转为脂肪。

交感神经系统和副交感神经系统

交感神经系统可以看成是活泼的小孩子，而副交感神经系统可以看成是睡觉的小孩子。白天的时候，我们一直在活动，所以交感神经系统活跃，晚上为了休息，就要启动副交感神经系统。因此如果在很晚的时间进食，就如同在休息的时候强迫工作一样，容易导致神经系统混乱。机体为了在最快的时间解除神经系统错乱，最方便的办法就是将食物转换为脂肪。

晚上实在饿得不行的话

饥饿往往是心理作用，大部分减肥的人因为自认吃的少所以觉得饿，这时候可散散步或者做做伸展运动，忘记饥饿。也可以吃一些黄瓜、胡萝卜、白菜、圣女果等。蔬菜中富含膳食纤维，还有水分，可以带来饱腹感。

李京在中医师的
四象体质运动法

体质不同，运动方法也不同？没错。每个人先天的体质都不一样，有的人为了减肥经常吃鸡胸肉，结果反而更胖了。如果想要让减肥有效果，就要掌握适合自己体质的运动和食谱。

李京在中医师将人的体质分成四象：太阳人、太阴人、少阳人和少阴人。

了解四象体质可以帮助我们选择适合自己的正确运动方法。根据四象体质理论，每个人都有相应强壮的部位和较弱的部位。一般太阳人体质者颈部发达，腰部薄弱，而太阴人体质者腰部发达，颈部薄弱。少阳人体质者肩部发达，臀部薄弱；少阴人体质者臀部发达，肩部薄弱。所以腰部薄弱的太阳人应该选择强化腰部的运动；腰部强壮而颈部较弱的太阴人就要选择强化颈部的运动；臀部较弱的少阳人应选择强化骨关节或者骨盆的运动；肩部较弱的少阴人应选择锻炼上半身的运动。

根据四象体质选择运动能够让原本发达的部位保持下来，强化天生较弱的部位。请先了解自己的体质，并据此选择正确的运动方法。不要认为四象体质运动法有多难，只要清楚自己属于哪种体质，就离减肥成功更近了一步。

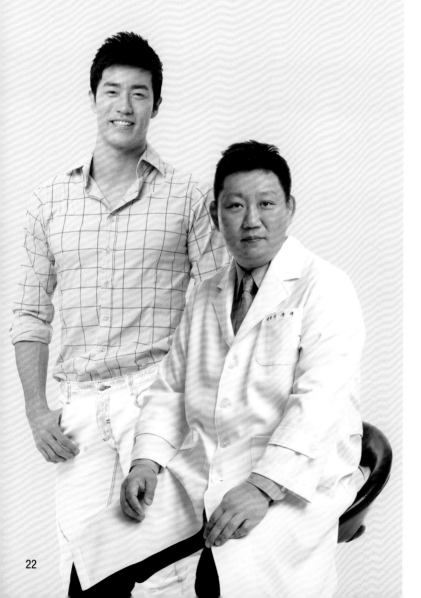

体质		太阳人	太阴人	少阳人	少阴人
体型特征	面相	头部较大，脸型较圆，额头较宽，眼神光彩熠熠，下巴较突出，颈部较粗，后颈发达	脸型多为圆形或椭圆形，五官较大且分明，嘴唇较厚。后颈较弱，眼神温和	头部较小，比较圆，下巴尖，嘴唇薄，眉型锋利，眼神睿智、带有笑意	脸部为椭圆型，额头稍凸出，五官精致。给人感觉温柔，眼神能够吸引对方
	皮肤	是四象体质中皮肤最紧实的，皮肤光滑，富有弹性	皮肤粗糙、干燥，稍微运动一下就会流汗	皮肤较白，但是不够水润，较干燥。汗比较少，四象体质中最易有皮肤炎症	四象体质中皮肤最弱，容易出淤血，容易受伤。汗比较少，比太阴人皮肤柔和
	体型	上半身比较发达，腰部较弱，下半身较弱，不耐长时间站立或行走，偏爱坐或卧	骨骼比较结实，肩部和腰部呈一字型，手脚较大，即使很瘦，由于骨骼大，体重也会偏大	肩部较宽，胸部发达，但是臀部较窄，下半身较弱	肩部较窄，胸部较弱，臀部较大，下半身结实，上半身较长，下半身较短
病理特征		肺部机能较好，肝功能较弱	和其他体质相比，容易出现气喘，心脏功能较弱，会出现心跳加速的症状	热的时候喜欢喝冷饮，但稍吃一点雪糕就会产生腹泻	经常叹气、打哈欠，经常感到劳累
		容易患的病 头痛、脊椎病、过敏性疾病、特应性皮炎	容易患的病 气管炎、肌肉痛、慢性鼻炎、哮喘、心悸	容易患的病 胃溃疡、胃炎、扁桃体炎、偏头痛、特应性皮炎、关节炎、失眠	容易患的病 慢性胃炎、胃下垂、鼻炎、眩晕症、膀胱炎、浮肿、肥胖
推荐饮食		海产品　虾、牡蛎、鱿鱼、鳕鱼 水果　葡萄、猕猴桃、木瓜、樱桃、西瓜、苹果 蔬菜　白菜、黄瓜、生菜、土豆、番茄 谷物　红豆、粳米、荞麦	肉类　牛肉、猪肉 海产品　比目鱼、虾、鱿鱼、紫菜、海带 水果　草莓、西瓜、香蕉、桃子 蔬菜　黄瓜、白菜、南瓜、红薯、土豆 谷物　黑芝麻、薏米、豆腐、大豆	肉类　猪肉、牛肉 海产品　小鱿鱼、章鱼 水果　栗子、杏子、梅子、香瓜 蔬菜　胡萝卜、薯类、萝卜、莲藕、洋葱 谷物　小麦面、薏米、大豆、豆腐	肉类　鸡肉 海产品　鳗鱼、带鱼、黄花鱼、金枪鱼 水果　橘子、橙子 蔬菜　洋葱、甜椒、蕨菜 谷物　糯米、粳米
青花鱼教练推荐的运动方法		适合强化腰部和下半身的运动。有助于锻炼脊椎的上体起卧、呼啦圈能够加强身体柔韧性，另外散步、登山、跳绳等运动有助于强化腿部和膝关节	适合需要经常活动颈部的运动。另外，由于心肺机能弱，不适合做体能消耗大的有氧运动	锻炼下半身的慢跑、健身操、散步、跳绳、网球、登山等运动，或者通过瑜伽、体操等锻炼关节的柔韧性	要避免强烈的运动，平时做一些能够锻炼四肢并轻微流汗的运动
		抖动手腕跳跃（P31） 无绳跳绳（P63） 模拟登山（P165）	侧跨步Ⅰ（P62） 快速摆臂（P63） "越野赛"（P83）	臀部力量举（P49） 原地溜冰（P189） 交叉举膝（P30）	单腿举Ⅰ（P47） bugdog（P191） 握水瓶弓步转体Ⅰ（P169）

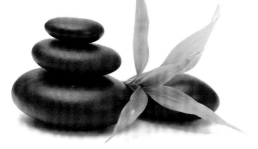

对所有女性而言，体重并不单纯是数字与 kg 的组合。

没必要经常因为 0.5kg 而欢呼雀跃或者哭丧脸！

从现在开始，跟着青花鱼教练开始进行 4 周数字大战吧！

准备好了吗？一边想着变身 S 美人一边开始吧！

在运动开始前，先记录一下自己目前的身体状态和目标身材吧！

现在

胸围

cm

腰围

cm

臀围

cm

大腿围

cm

小腿围

cm

小臂围

cm

体重

kg

4 周后目标

胸围
_____
cm

腰围
_____
cm

臀围
_____
cm

大腿围
_____
cm

小腿围
_____
cm

小臂围
_____
cm

体重
_____
kg

► 标准体重计算法
标准体重 =［身高（cm）－ 100］×0.9（kg）

► 肥胖度计算法
肥胖度 =（现在体重 ÷ 标准体重）×100%

偏瘦体重：85% 以下
正常体重：85~105%
过重体重：106~115%
轻度肥胖：116~135%
过度肥胖：135% 以上

1st. week

打造让身体实现平衡的
核心肌肉

要想让身体更有弹性，就需要掌握最基本的核心肌肉（核心肌肉：腰部、腹部以及骨盆部位的肌肉）运动。如果缺少能够平衡身体的核心肌肉，无论怎样减肥都很难展现出轮廓美。一边检验你的运动能力，一边来打造完美身材吧！

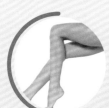

星期一·星期四
运动目标：提升心肺功能

📟 消耗热量：301kcal
🔗 使用器具：椅子，垫子
🏃 运动部位：下半身

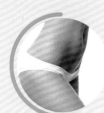

星期二·星期五
运动目标：打造核心肌肉

📟 消耗热量：272kcal
🔗 使用器具：椅子，垫子
🏃 运动部位：腹部核心肌肉

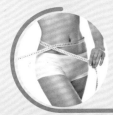

星期三·星期六
运动目标：强化骨盆肌肉

📟 消耗热量：231kcal
🔗 使用器具：椅子，垫子
🏃 运动部位：骨盆肌肉

观看 10 分钟家庭健身视频
扫描下面的二维码，然后跟着做 10 分钟运动吧！

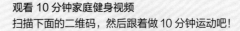

星期一·星期四

星期二·星期五

星期三·星期六

本周食谱

在运动初期提升免疫力和体力

要提升免疫力和体力，可食用有助于新陈代谢的富含 B 族维生素的单糖类食物（主要为非精制的谷物等），富含优质蛋白质的食物（瘦肉类、禽肉类），富含谷氨酸的海鲜类、豆类，以及番茄、土豆、香蕉、绿叶蔬菜等食物。

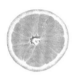

第 1 周食谱要点
早：先吃 1 个苹果
中：先吃 1 根香蕉
晚：先吃 1 个甘薯

	早餐	午餐	零食	晚餐
星期一	1 个苹果 1 碗麦片粥 1 杯脱脂牛奶	1 根香蕉 1/2 碗糙米饭 1 块烤鸡胸肉 1 大盘蔬菜	1 杯脱脂酸奶	1 个甘薯 1 盘豆腐沙拉
星期二	1 个苹果 3 个煎蛋清 1 杯胡萝卜汁	1 根香蕉 1 碗拌饭 1 碗嫩豆腐	少许坚果 （25g，约 10 颗杏仁）	1 个甘薯 1 盘鲑鱼沙拉
星期三	1 个苹果 1 碗麦片粥 1 杯脱脂牛奶	1 根香蕉 1/2 碗糙米饭 2 个蒸蛋清 1 盘烤蘑菇洋葱	/	1 个甘薯 1 盘南瓜沙拉 5 个圣女果
星期四	1 个苹果 2 片全麦面包 1 杯脱脂牛奶	1 根香蕉 1 个糙米饭团 1 盘蔬菜沙拉	少许坚果 （25g，约 10 颗杏仁）	1 个甘薯 半碗黑豆饭 1 片烤鲅鱼 1 小盘低盐泡菜
星期五	1 个苹果 1 碗麦片粥 1 杯脱脂牛奶	1 根香蕉 1/2 碗糙米饭 1 块烤鸡胸肉 1 大盘蔬菜	/	1 个甘薯 1 个水果 &1 杯脱脂酸奶 少许坚果（25g）
星期六	1 个苹果 1 碗拌饭 1 碗嫩豆腐	1 根香蕉 1 个全麦三明治 1 杯脱脂牛奶	1 杯脱脂酸奶	1 个甘薯 1 盘土豆核桃三明治 5 个圣女果
星期日	1 个苹果 1/2 碗糙米饭 1 碗海带汤 1 小盘烤洋葱猪肉	1 根香蕉 1 个土豆三明治 1 杯低糖拿铁	/	1 个甘薯 1 大盘番茄蘑菇沙拉

星期一·星期四

1·4day

提升心肺功能

消耗热量：**301kcal**

使用器具：**椅子，垫子**

运动部位：**下半身**

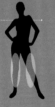

心肺功能是所有运动必需的基础。只有提升心肺功能，才能更轻松地搞定 4 周健身训练。为了供给身体足够多的氧气，请连续呼吸，不要屏气。

10 分钟家庭健身

第 **1** 阶段

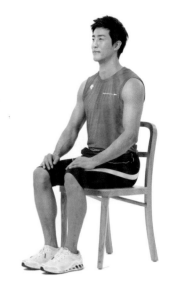

准备运动
Step 1~4

00:30

Step 1 »

双臂伸展呼吸

⏱ 30秒 💪 放松胸部·腰部

1

臀部紧贴椅子末端坐下，腰背挺直，双手放在膝盖上。

« Step 3

上半身转体

⏱ 30秒 💪 放松腰部·肋部

坐在椅子上，双腿最大限度地分开，双手放在膝盖上。

01:40

吸气 回到原位后换反方向进行。该组动作重复 2 次。

9

呼气 右手将右腿从里向外侧推，同时上半身向左侧转体，视线向后。保持 5 秒。

8

7

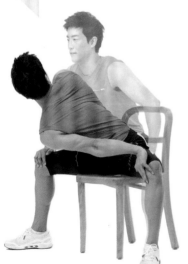

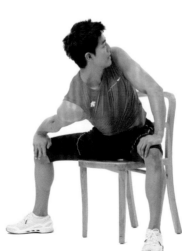

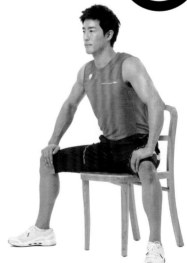

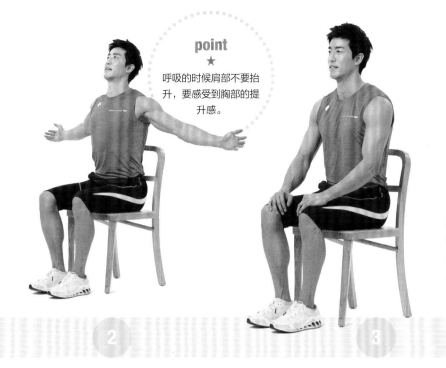

point
★
呼吸的时候肩部不要抬升，要感受到胸部的提升感。

Tip 双臂伸展可以放松腰部、背部、肩部紧绷的肌肉，充分的呼吸有助于促进血液循环。

②

吸气 缓缓伸展双臂，保持 5 秒。

③

呼气 慢慢回到原位。重复 4 次。

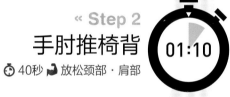

« Step 2
手肘推椅背
⏱ 40秒 💪 放松颈部·肩部

01:10

呼气 慢慢回到原位。重复 5 次。

吸气 用手肘支住椅背，展开肩部和胸部，头部向后倾，保持 5 秒。

臀部紧贴椅子末端坐下，双臂弯曲，手肘抵住椅背。

⑥

⑤

④

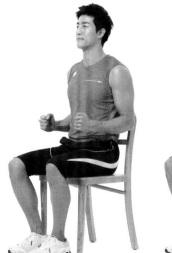

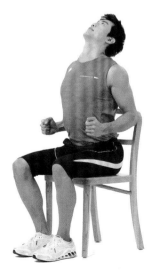

point
★
背部挺直，不要靠椅背。

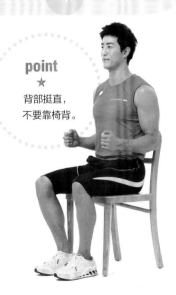

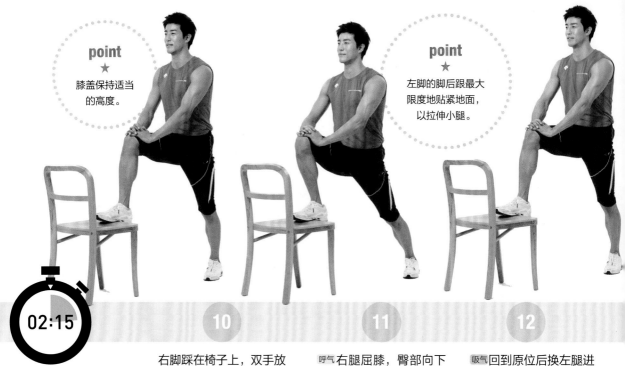

point
★
膝盖保持适当的高度。

point
★
左脚的脚后跟最大限度地贴紧地面，以拉伸小腿。

02:15

10
右脚踩在椅子上，双手放在膝盖上。

11
呼气 右腿屈膝，臀部向下压。保持5秒。

12
吸气 回到原位后换左腿进行。该组动作重复2次。

Step 4 »

单腿弯曲
⏱ 35秒 💪 放松大腿·小腿

Step 5~9 (⑬~⑳)
再重复一次

« Step 9

交叉举膝
⏱ 50秒 💪 强化肋部·腹部

05:55

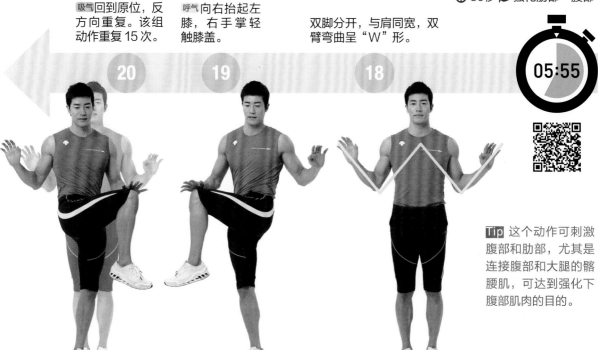

20
吸气 回到原位，反方向重复。该组动作重复15次。

19
呼气 向右抬起左膝，右手掌轻触膝盖。

18
双脚分开，与肩同宽，双臂弯曲呈"W"形。

Tip 这个动作可刺激腹部和肋部，尤其是连接腹部和大腿的髂腰肌，可达到强化下腹部肌肉的目的。

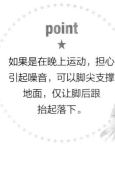

point
★
如果是在晚上运动，担心引起噪音，可以脚尖支撑地面，仅让脚后跟抬起落下。

Tip 跳跃时不要屏气，要连续呼吸，这样才能收到更好的运动效果。

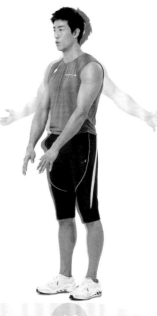

有氧运动
Step 5~9

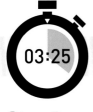

03:25

13

双手抬至腰部，肩膀放松，抖动手腕，同时两脚跳跃。以每秒 2 次的速度重复 100 次。

Step 5 »

抖动手腕跳跃

⏱ 1分10秒 💪 手腕 · 脚踝
伸展运动 强化心脏

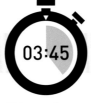

03:45

14

^{吸气}双臂伸展开，^{呼气}双臂向前伸。重复 10 次。

Step 6 »

调整呼吸

⏱ 20秒

« Step 8

调整呼吸

⏱ 10秒

^{吸气}双臂伸展开，^{呼气}双臂向前伸。重复 5 次。

« Step 7

原地抬脚后跟

⏱ 1分10秒 💪 强化膝盖 · 脚踝

双腿分开，与骨盆同宽，双臂 90° 弯曲。面朝正前方站立。

04:55

双臂自然前后摆动，像慢跑一样，脚后跟交替抬起。以每秒 2 次的速度重复 100 次。

17

05:05

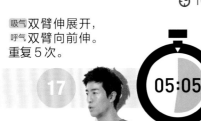

16

15

90°

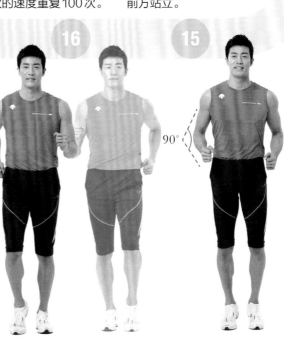

Tip 如果握着哑铃或者水瓶，运动效果更赞！

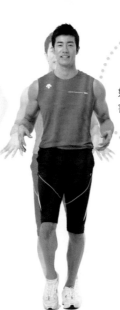

10 分钟
家庭健身

第 **2** 阶段

point
★
如果跳得太高，会伤害脚踝，所以要轻缓跳跃。

有氧运动
Step 1~6

01:10 ①

Step 1 »
抖动手腕跳跃
⏱1分10秒 💪手腕·脚踝
伸展运动 强化心脏

双手抬至腰部，肩膀放松，抖动手腕，同时两脚跳跃。以每秒 2 次的速度重复 100 次。

01:30 ②

Step 2 »
调整呼吸
⏱20秒

吸气双臂伸展开，呼气双臂向前伸。重复 10 次。

全身运动
Step 7~10

« Step 7
扶椅屈腿深蹲
⏱30秒 💪强化大腿·臀部

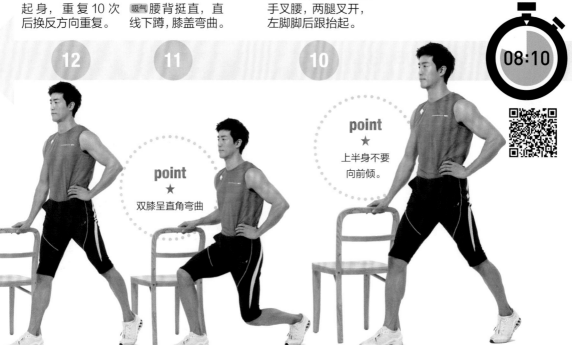

起身，重复 10 次后换反方向重复。

吸气腰背挺直，直线下蹲，膝盖弯曲。

point
★
双膝呈直角弯曲

右手抓住椅背，左手叉腰，两腿叉开，左脚脚后跟抬起。

point
★
上半身不要向前倾。

⑫ ⑪ ⑩

08:10

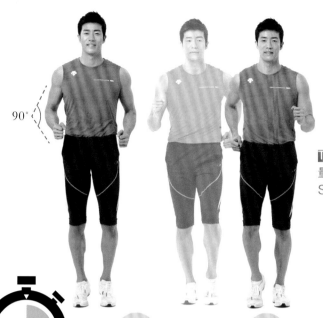

90°

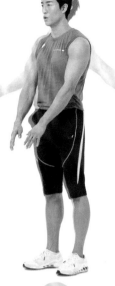

Tip 如果想增加热量消耗，速度要比Step 1的时候快。

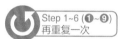

02:40

Step 3 »

原地抬脚后跟

⏱ 1分10秒 💪 强化膝盖·脚踝

③ 双腿分开，与骨盆同宽，双臂90°弯曲。面朝正前方站立。

④ 双臂自然前后摆动，像慢跑一样，脚后跟交替抬起。以每秒2次的速度重复100次。

02:50

Step 4 »

调整呼吸

⏱ 10秒

⑤ 吸气双臂伸展开，呼气双臂向前伸。重复5次。

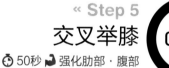
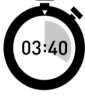

« Step 5

交叉举膝

03:40

⏱ 50秒 💪 强化肋部·腹部

Step 1~6 (❶~❾)
再重复一次

« Step 6

调整呼吸

⏱ 10秒

⑨ 吸气双臂伸展开，呼气双臂向前伸。重复5次。

03:50

⑧ 吸气回到原位，反方向重复。该组动作重复15次。

⑦ 呼气向右抬起左膝，用右手掌轻触膝盖。

⑥ 双脚分开，与肩同宽，双臂弯曲呈"W"形。

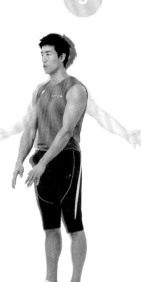
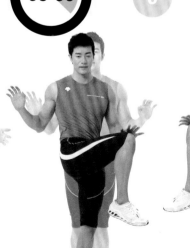
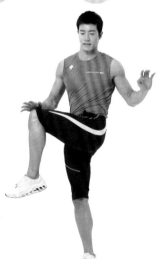
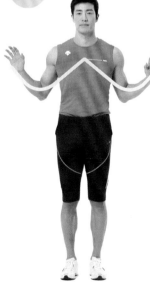

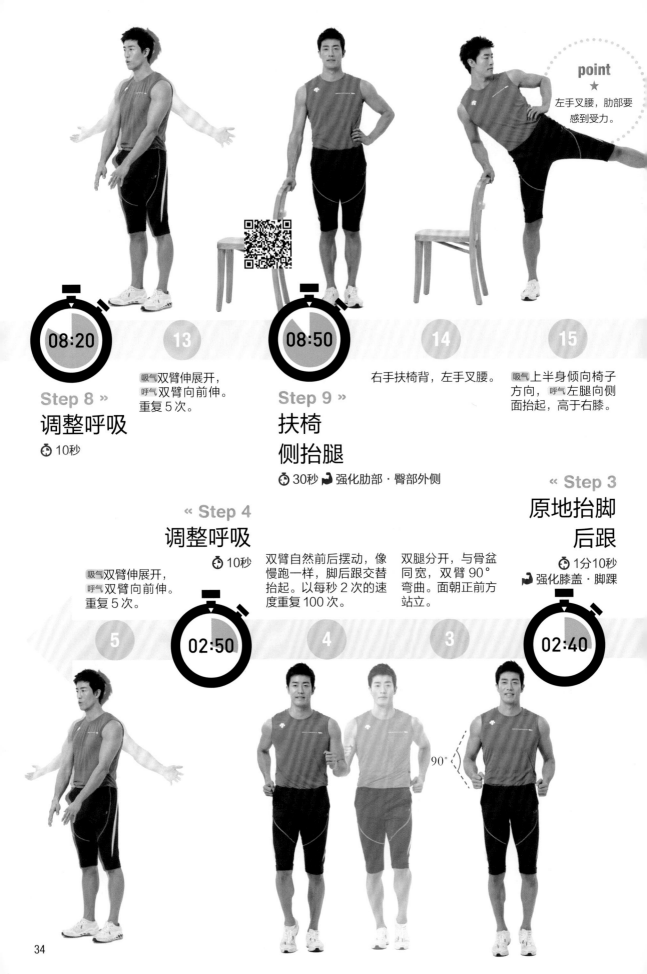

08:20 ⑬

吸气双臂伸展开，
呼气双臂向前伸。
重复5次。

Step 8 »
调整呼吸
⏱ 10秒

08:50 ⑭ ⑮

右手扶椅背，左手叉腰。

Step 9 »
扶椅
侧抬腿
⏱ 30秒 💪 强化肋部 · 臀部外侧

吸气上半身倾向椅子
方向，呼气左腿向侧
面抬起，高于右膝。

« Step 3
原地抬脚
后跟
⏱ 1分10秒
💪 强化膝盖 · 脚踝

« Step 4
调整呼吸
⏱ 10秒

吸气双臂伸展开，
呼气双臂向前伸。
重复5次。

双臂自然前后摆动，像
慢跑一样，脚后跟交替
抬起。以每秒2次的速
度重复100次。

双腿分开，与骨盆
同宽，双臂90°
弯曲。面朝正前方
站立。

⑤ **02:50** ④ ③ **02:40**

90°

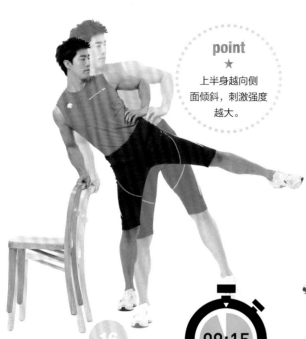

point
★
上半身越向侧面倾斜，刺激强度越大。

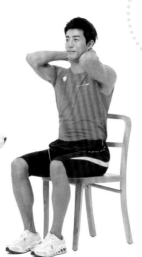

point
★
腰部和肋部要用力转动。

09:15

17

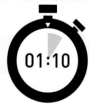
18

吸气左腿收回，呼气落地之前再次抬起。重复 10 次后换反方向重复。

坐在椅子上，挺直腰部，双手交叉放在颈后，两肘向前并拢。

吸气两肘向左侧转体，上半身随之左转。呼气回到原位后换反方向进行。该组动作重复10次。

Step 10 »
交叉转体
⏱25秒 💪放松腰部·肋部

有氧运动
Step 1~6

« Step 2
调整呼吸
⏱20秒

双手抬至腰部，肩膀放松，抖动手腕，同时两脚跳跃。以每秒 2 次的速度重复 100 次。

« Step 1
抖动手腕跳跃
⏱1分10秒
💪手腕·脚踝伸展运动 强化心脏

01:30

2

01:10

1

吸气双臂伸展开，呼气双臂向前伸。重复 10 次。

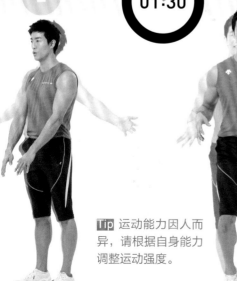

Tip 运动能力因人而异，请根据自身能力调整运动强度。

10 分钟
家庭健身

第 **3** 阶段

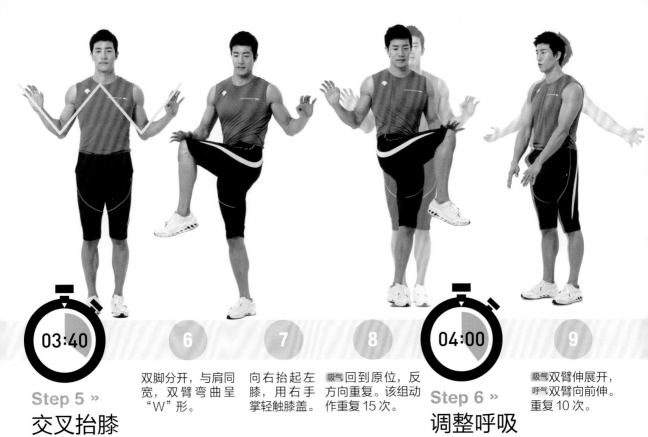

03:40

6 双脚分开，与肩同宽，双臂弯曲呈"W"形。

7 向右抬起左膝，用右手掌轻触膝盖。

8 吸气 回到原位，反方向重复。该组动作重复15次。

Step 5 »
交叉抬膝
⏱ 50秒 💪 强化肋部·腹部

04:00

9 吸气 双臂伸展开，呼气 双臂向前伸。重复10次。

Step 6 »
调整呼吸
⏱ 20秒

« Step 10
调整呼吸
⏱ 20秒

吸气 双臂伸展开，呼气 双臂向前伸。重复10次。

17

05:30

吸气 左腿收回，呼气 落地之前再次抬起。重复10次后换反方向重复。

16

point
★
上半身保持直线，臀部不要向后翘。

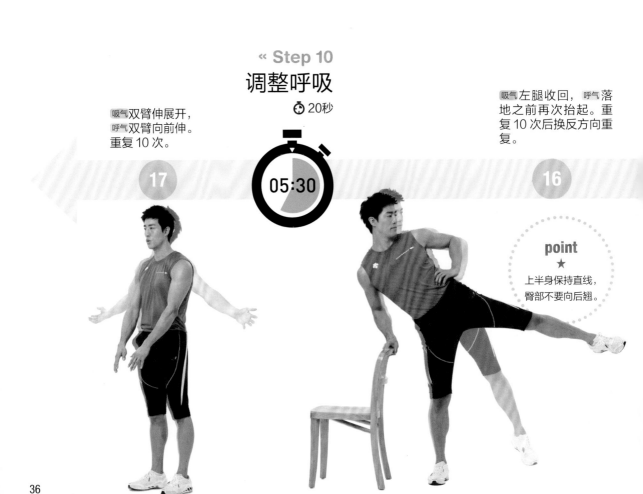

36

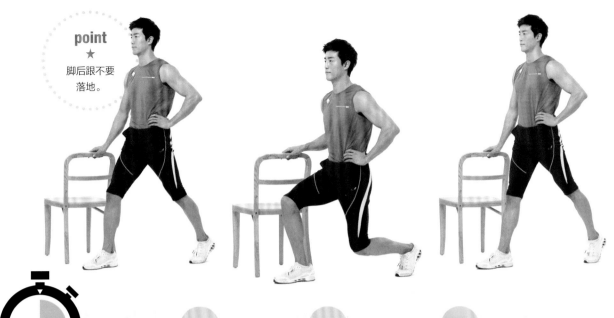

point
★
脚后跟不要
落地。

04:30

10 右手抓住椅背，左手
叉腰，两腿叉开，左
脚脚后跟抬起。

11 吸气 腰背挺直，直
线下蹲,膝盖弯曲。

12 呼气 起身，重复 10 次后
换反方向重复。

Step 7 »

扶椅屈腿深蹲

🕐 30秒 💪 强化大腿 · 臀部

全身运动
Step 7~12

« Step 8

调整呼吸

🕐 10秒

04:40

13

« Step 9

扶椅侧抬腿

🕐 30秒 💪 强化肋部 · 臀部外侧

吸气 双臂伸展开，
呼气 双臂向前伸。
重复 5 次。

吸气 上半身倾向椅子
方向，呼气 左腿向侧
面抬起至腰部高度。

右手扶椅背，左
手叉腰。

15

14

05:10

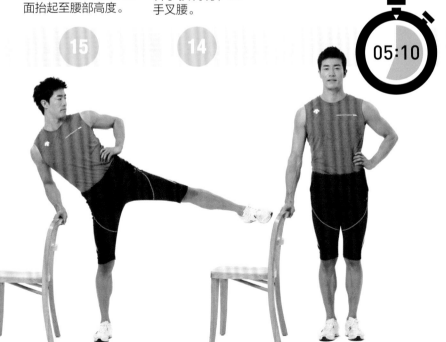

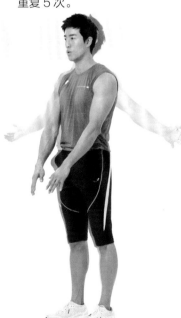

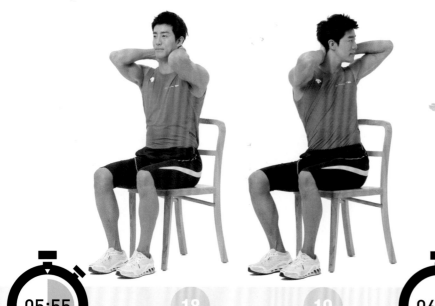

05:55 ⑱ ⑲ **06:05** ⑳

Step 11 »

交叉转体

⏱ 25秒 💪 放松腰部·肋部

坐在椅子上，挺直腰部，双手交叉放在颈后，两肘向前并拢。

吸气 两肘向左侧转体，上半身随之左转。呼气 回到原位后换反方向进行。该组动作重复10次。

Step 12 »

调整呼吸

⏱ 10秒

吸气 双臂伸展开，呼气 双臂向前伸。重复5次。

« Step 16

单腿弯曲，上半身侧倾

⏱ 1分钟 💪 放松肋部·小腿·大腿

⑱ ⑳ **09:05**

呼气 伸展左臂，上半身向右侧屈，左手向下触碰右脚踝。保持5秒后 吸气 回到原位。重复5次后换反方向再做5次。

坐在地上，右腿向外侧最大限度伸展，左腿向内侧弯曲。

point
★
右肘自然弯曲，置于右腿前方。如果感到动作困难，可以仅让右手掌着地。

point
★
注意右膝不要弯曲。

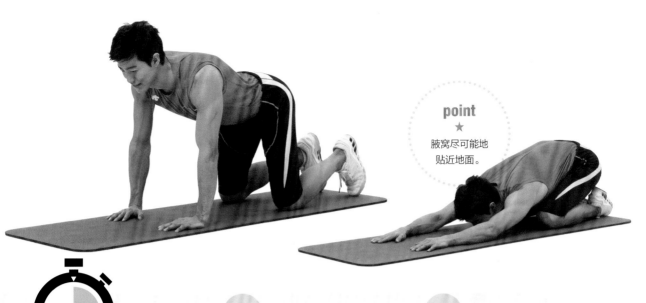

point
★
腋窝尽可能地
贴近地面。

06:45

21 双膝跪地，双臂支撑地面。

22 吸气臀部向后坐，呼气上半身下压。保持10秒后回到原位。重复4次。

Step 13 »

腰部、肩部下压

⏱40秒 💪放松腰部·肩部

整理运动
Step 13~16

« Step 14

俯卧，上半身挺起

07:25

⏱50秒 💪放松腹部·腰部

« Step 15

上半身前倾

⏱50秒 💪放松大腿后侧·腰部

呼气上半身前倾，用手抓脚尖。保持10秒后吸气回到原位。重复4次。

坐在地面上，双腿伸直并拢。

08:15

吸气双手支撑地面，呼气挺起上半身。保持10秒后慢慢回到原位。重复4次。

俯卧，双手放在肩部两侧稍向前的位置。

26 25 24 23

point
★
如果抓脚尖感到困难，可以抓脚踝。

point
★
上半身挺起的时候，不要耸肩，腰部用力。

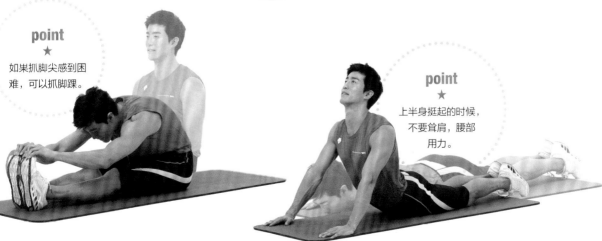

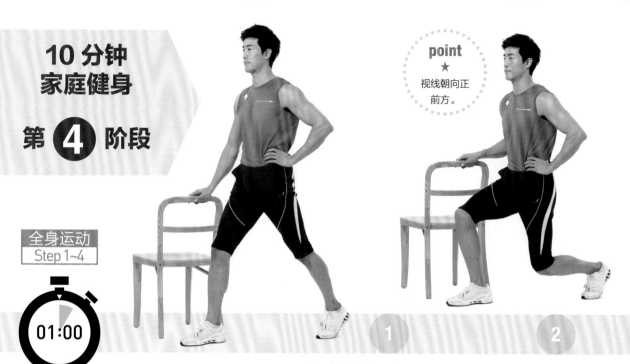

全身运动
Step 1~4

01:00

Step 1 »

扶椅屈腿深蹲

⏱1分钟 💪强化大腿·臀部

point ★ 视线朝向正 前方。

1 右手抓住椅背，左手叉腰，两腿 叉开，左脚脚后跟抬起。

2 吸气 腰背挺直，直 线下蹲，膝盖弯曲。

« Step 4

交叉转体

⏱25秒 💪放松腰部·肋部

02:45

9 吸气 两肘向左侧转体，上半身随 之左转。呼气 回到原位后换反方 向进行。该组动作重复 10 次。

8 坐在椅子上，挺直腰部， 双手交叉放在颈后，两 肘向前并拢。

Step1~4(**1**~**9**) 再重复一次

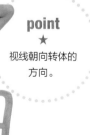

point ★ 视线朝向转体的 方向。

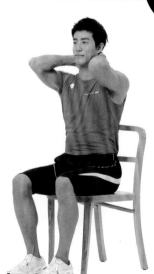

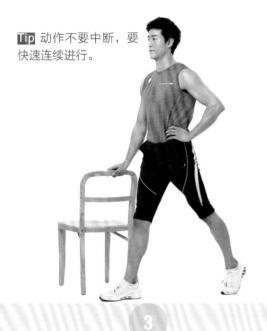

Tip 动作不要中断，要快速连续进行。

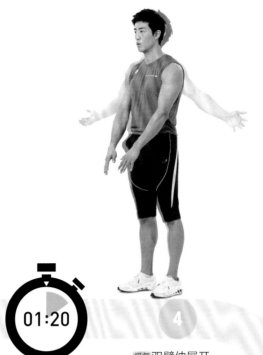

3

呼气起身，重复 10 次后换反方向重复。该组动作重复 2 次。

01:20

Step 2 »

调整呼吸

⏱ 20秒

4

吸气双臂伸展开，呼气双臂向前伸。重复 10 次。

« Step 3

扶椅侧抬腿

02:20

⏱ 1分钟 💪 强化肋部·臀部外侧

吸气左腿收回，呼气落地之前再次抬起。重复 10 次后换反方向重复。该组动作重复 2 次。

吸气上半身倾向椅子方向，呼气左腿向侧面抬至腰部高度。

右手扶椅背，左手叉腰。

7

point
★
抬起的腿下落收回时不要触碰到地面，连续抬腿。

6

5

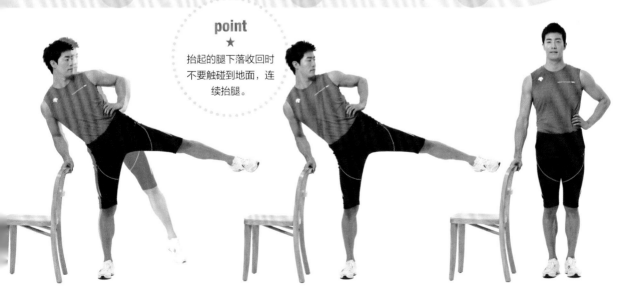

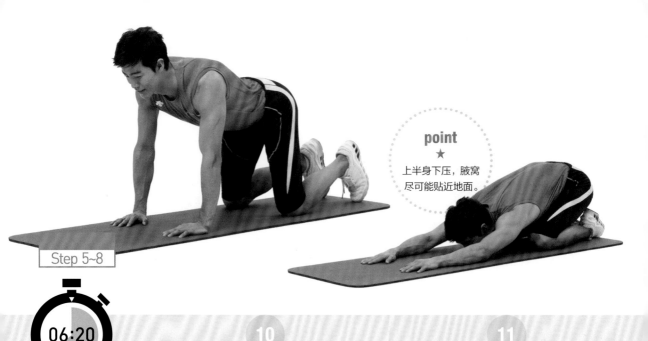

point
★
上半身下压，腋窝
尽可能贴近地面。

06:20

10

双膝跪地，双手支撑地面。

11

吸气臀部向后坐，呼气上半身下压。保持 10
秒后回到原位。重复 5 次。

Step 5~8

Step 5 »

腰部、肩部下压

⏱ 50秒 💪 放松腰部 · 肩部

« Step 8

单腿弯曲，上半身侧倾

⏱ 40秒 💪 放松肋部 · 小腿 · 大腿

呼气伸展左臂，上半身向右侧屈，左手
向下触碰右脚踝。保持 5 秒后吸气回到
原位。重复 3 次后换反方向再做 3 次。

坐在地上，右腿向外侧最大限度
伸展，左腿向内侧弯曲。

17

16

08:50

point
★
视线朝向天
花板。

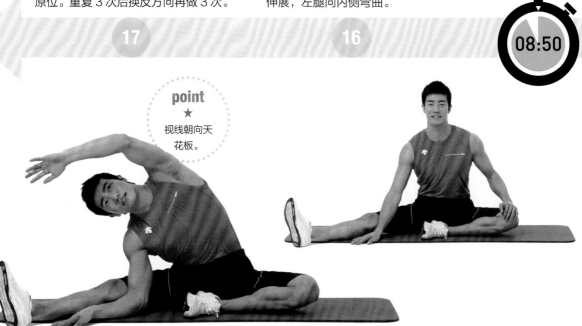

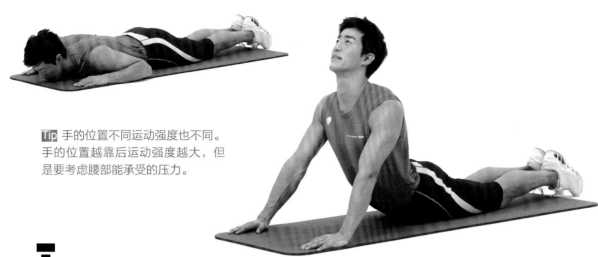

Tip 手的位置不同运动强度也不同。手的位置越靠后运动强度越大，但是要考虑腰部能承受的压力。

07:10

Step 6 »

俯卧，上半身挺起

⏱ 50秒 💪 放松腹部·腰部

12 俯卧，双手放在肩部两侧稍向前的位置。

13 呼气双手支撑地面，吸气挺起上半身。保持 10 秒后慢慢回到原位。重复 4 次。

« **Step 7**

上半身前倾

⏱ 50秒 💪 放松大腿后侧·腰部

上半身前倾，手指抓脚尖。保持 10 秒后回到原位。重复 4 次。

15

坐在地面上，双腿伸直并拢。

14

08:00

point
★
要感受到大腿后侧有紧绷感。

星期二·星期五

2·5day

打造核心肌肉

消耗热量: **272kcal**

使用器具: 椅子，垫子

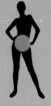

运动部位: 腹部核心
肌肉

　　如果觉得小肚腩太"突出"，或者大腿赘肉太碍眼，就来试试2·5day介绍的动作吧。本周的重点是打造美丽的腹部和双腿。

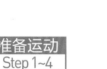

10分钟
家庭健身
第 1 阶段

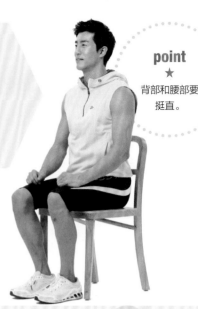

point ★
背部和腰部要挺直。

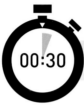

准备运动
Step 1~4

00:30

Step 1 »
双臂伸展呼吸

⏱ 30秒 💪 放松胸部·腰部

① 臀部紧贴椅子末端坐下，腰背挺直，双手放在膝盖上。

« Step 3
上半身转体

⏱ 30秒 💪 放松腰部·肋部

01:40

吸气 回到原位后换反方向进行。该组动作重复2次。

呼气 右手将右腿从里向外侧推，同时上半身向左侧转体，视线向后。保持5秒。

坐在椅子上，双腿最大限度地分开，双手放在膝盖上。

 9 **8** 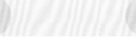 **7**

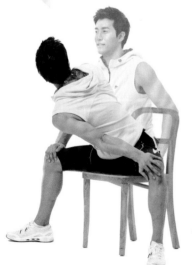

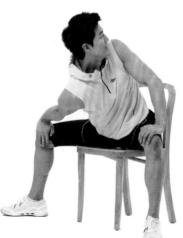

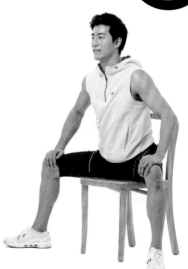

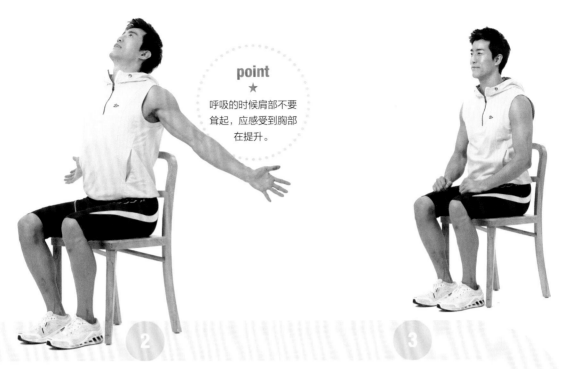

② 吸气缓缓伸展双臂，保持5秒。

③ 呼气慢慢回到原位。重复4次。

« Step 2
手肘推椅背

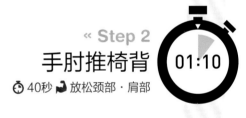

01:10

⏱ 40秒 💪 放松颈部·肩部

⑥ 呼气慢慢回到原位。重复5次。

⑤ 吸气手肘支住椅背，展开肩部和胸部，头部向后倾。保持5秒。

④ 臀部紧贴椅子末端坐下，双臂弯曲，手肘抵住椅背。

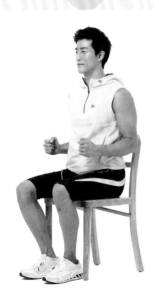

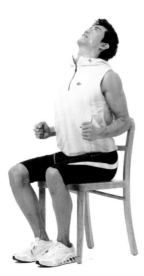

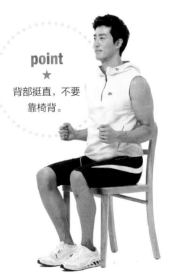

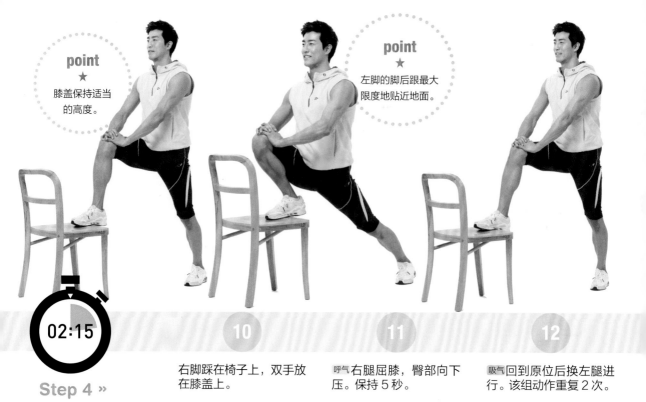

point
★
左脚的脚后跟最大
限度地贴近地面。

02:15

10

11

12

右脚踩在椅子上，双手放
在膝盖上。

呼气 右腿屈膝，臀部向下
压。保持 5 秒。

吸气 回到原位后换左腿进
行。该组动作重复 2 次。

Step 4 »

单腿弯曲

⏱ 35秒 💪 放松大腿·小腿

« Step 9

平躺，单腿屈伸

⏱ 1分20秒 💪 强化下腹部

吸气 慢慢放下腿，呼气 落地
之前再次抬起，重复 20
次后换反方向重复。

呼气 用腹部力量将
左腿抬至左手掌
的位置。

平躺，右腿屈膝。左
臂呈直角弯曲。

06:15

21

20

19

point
★
不要用大腿和脚踝
的力量，而要用腹
部力量屈伸腿部。

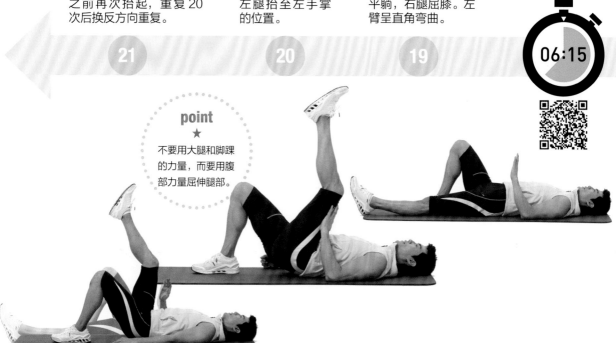

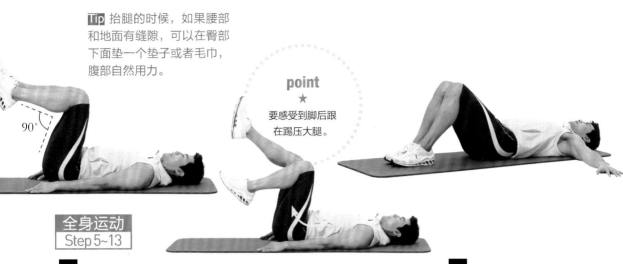

Tip 抬腿的时候，如果腰部和地面有缝隙，可以在臀部下面垫一个垫子或者毛巾，腹部自然用力。

90°

point
★
要感受到脚后跟在踢压大腿。

全身运动
Step 5~13

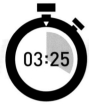

03:25

13 平躺，双腿屈膝呈 90°。双臂紧贴地面。

14 脚后跟交替轻踢大腿。以每秒 2 次的速度重复 100 次。

Step 5 »
脚后跟踢大腿
⏱ 1分10秒 💪 减少大腿·小腿浮肿

03:35

15

Step 6 »
调整呼吸
⏱ 10秒

平躺在地面上，深吸一口气然后慢慢呼气。重复 5 次。

« Step 8
调整呼吸
⏱ 10秒

平躺在地面上，深吸一口气然后慢慢呼气。重复 5 次。

呼气 左腿伸直，双手抱右膝抬至胸部。重复 20 次。

平躺，双手抱左膝抬至胸部。右腿伸直稍抬离地面。

« Step 7
单腿举 Ⅰ
⏱ 1分10秒 💪 强化腹部

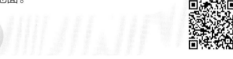

04:45

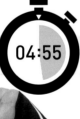

04:55

18

17

16

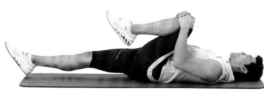

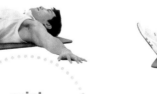

point
★
运动中腿部始终不能触地。

Tip 单腿举能够强化小腹肌肉，有助于减掉小肚腩。

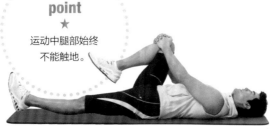

第 1 周 ● 打造让身体实现平衡的核心肌肉　　47

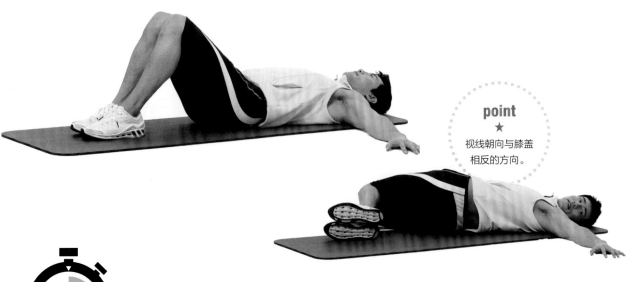

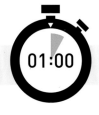

point
★
视线朝向与膝盖
相反的方向。

06:35

22

平躺，双臂向两侧伸展，双腿屈膝。

23

ᵐᶾ上半身保持不动，双膝转向右侧地面。保持 10 秒后换反方向进行。

Step 10 »

腰部伸展运动

⏱20秒 💪放松肋部

有氧运动
Step 1~9

« Step 1

"空中自行车" I

⏱1分钟 💪强化大腿·腹部

ᵐᶾ双腿做骑自行车的动作。该动作重复 100 次。

平躺，双腿屈膝呈 90°。双臂紧贴地面。

2

1

90°

01:00

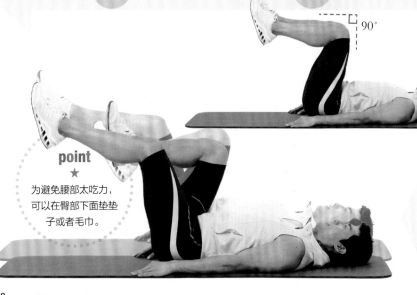

point
★
为避免腰部太吃力，可以在臀部下面垫垫子或者毛巾。

**10 分钟
家庭健身**

第**2**阶段

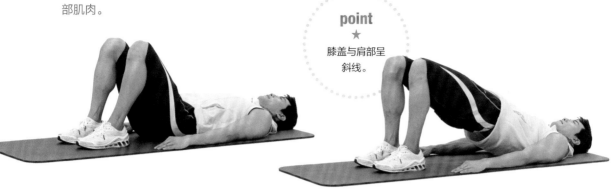

Tip 臀部紧绷，腰部用力，这套动作能够强化骨盆和腰部肌肉。

point
★
膝盖与肩部呈斜线。

07:35

24

Step 11 »

臀部力量举

⏱ 1分钟 💪 强化腹部·臀部

平躺，双腿屈膝，双手放在大腿两侧。双脚与臀部保持一个手掌的距离。

25

呼气臀部、腰部、背部慢慢抬起，直到膝盖与肩部呈斜线。吸气背部慢慢着地。呼气臀部在背部完全着地前再次抬起。重复10次。

« Step 12

毛细血管运动

⏱ 1分钟 💪 刺激毛细血管，加强全身血液循环

08:35

« Step 13

椅上架腿

⏱ 1分钟 💪 放松大腿

上半身平躺，小腿放置在椅子上，保持1分钟。

平躺，双腿、双臂抬起，与地面呈直角。快速抖动双手双脚，坚持1分钟。

27

09:35

26

Tip 腿部抬至比心脏高的位置，有助于下半身的血液循环，也是打造美丽腿型必要的休息姿势。如果时间充裕该动作可以保持10分钟。

point
★
侧面看呈"凵"形。

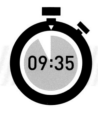

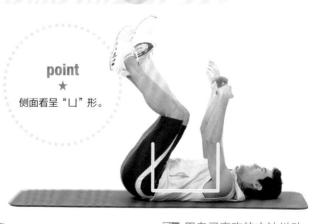

Tip 用自己喜欢的方法抖动手脚即可。

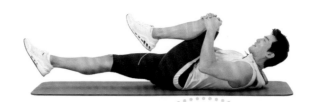

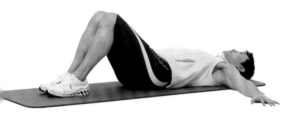

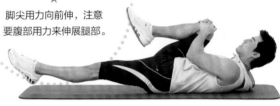

point
★
脚尖用力向前伸，注意
要腹部用力来伸展腿部。

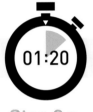

01:20

3

平躺，深吸一口
气然后慢慢呼气。
重复 10 次。

Step 2 »

调整呼吸

⏱ 20秒

02:30

4

背部紧贴地面，头部稍抬
起，双手紧抱左膝抬至胸
部。右腿抬离地面。

Step 3 »

单腿举 Ⅱ

⏱ 1分10秒　💪 强化腹部

5

呼气 左腿伸直，双手
紧抱右膝抬至胸部。
重复 20 次。

« Step 8

毛细血管运动

⏱ 30秒　💪 刺激毛细血管，
加强全身血液循环

« Step 9

椅上架腿

⏱ 1分钟　💪 放松大腿

上半身平躺，小
腿放置在椅子上，
保持 1 分钟。

15

平躺，双腿、双臂抬起，
与地面呈直角。快速
抖动双手双脚。坚持
30 秒。

06:50

14

05:50

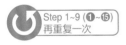
Step 1~9 (❶~⓯)
再重复一次

Tip 可以在下半身感到浮肿时
做该动作。

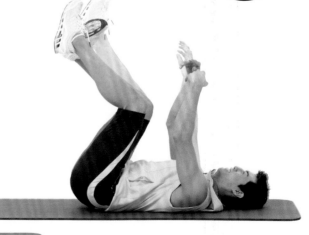

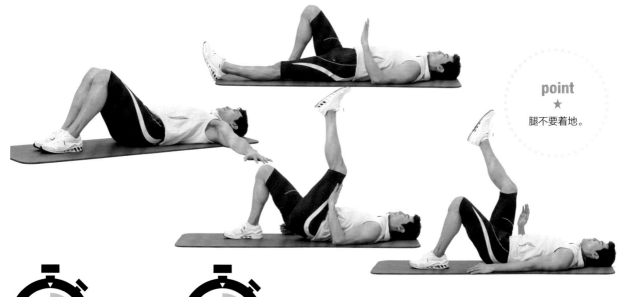

point
★
腿不要着地。

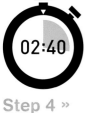

02:40

Step 4 »
调整呼吸
⏱ 10秒

6
平躺，深吸一口气然后慢慢呼气。重复5次。

04:00

Step 5 »
平躺，单腿屈伸
⏱ 1分20秒 💪 强化下腹部

7
平躺，右腿屈膝。左臂呈直角弯曲。

8
呼气 用腹部力量将左腿抬到左手掌的位置。

9
吸气 慢慢放下腿，呼气 落地之前再次抬起，重复20次后换反方向重复。

« Step 6
腰部伸展运动
⏱ 20秒 💪 放松肋部

04:20

呼气 臀部、腰部、背部慢慢抬起，直到膝盖与肩部呈斜线。吸气 背部慢慢着地。呼气 臀部在背部完全着地前再次抬起。重复10次。

平躺，双腿屈膝，双手放在大腿两侧。双脚与臀部保持一个手掌的距离。

« Step 7
臀部力量举
⏱ 1分钟
💪 强化腹部·臀部

05:20

呼气 上半身不动，双膝转向右侧地面。保持10秒后换反方向进行。

平躺，双臂向两侧伸展，双腿屈膝。

13   12   11   10

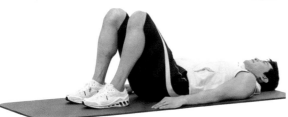

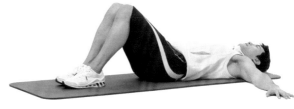

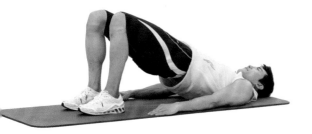

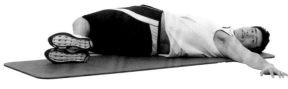

10分钟
家庭健身

第 **3** 阶段

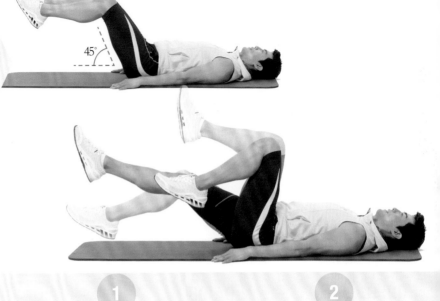

有氧运动
Step 1~9

01:00

Step 1 »

"空中自行车" II

⏱ 1分钟 💪 强化大腿·腹部

1

平躺，双腿抬起，与地面呈45°。双臂紧贴地面。

2

呼气 双腿做骑自行车的动作。该动作重复100次。

« Step 6

腰部伸展运动

⏱ 20秒 💪 放松肋部

04:20

11

呼气 上半身保持不动，双膝转向右侧地面。保持10秒后换反方向进行。

10

平躺，双臂向两侧伸展，双腿屈膝。

9

吸气 用反作用力慢慢放下腿。呼气 腿部落地之前再次抬起，重复20次，然后换反方向进行20次。

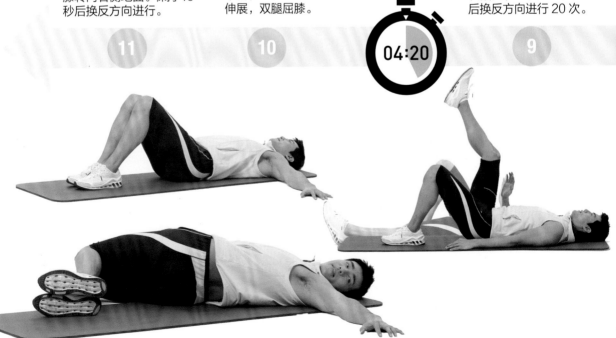

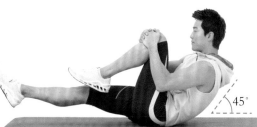

45°

point
★
伸展右腿，找准上半身重心。注意右腿不要弯曲。

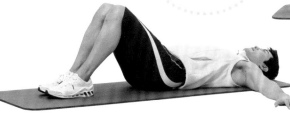

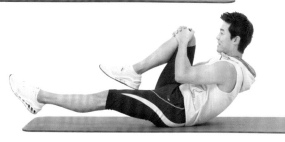

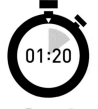

01:20

③

平躺，深吸一口气然后慢慢呼气。重复 10 次。

Step 2 »

调整呼吸

⏱ 20秒

02:30

④

平躺，双手紧抱左膝抬至胸部。右腿抬离地面。

Step 3 »

单腿举 Ⅲ

⏱ 1分10秒 💪 强化腹部

⑤

呼气 左腿伸直，双手紧抱右膝抬至胸部。重复 20 次。

« Step 4

调整呼吸

⏱ 10秒

02:40

⑥

平躺，深吸一口气然后慢慢呼气。重复 5 次。

« Step 5

平躺，单腿屈伸

⏱ 1分20秒 💪 强化下腹部

04:00

⑧

呼气 用腹部力量将左腿抬到左手掌的位置。

⑦

平躺，右腿屈膝。左臂呈直角弯曲。

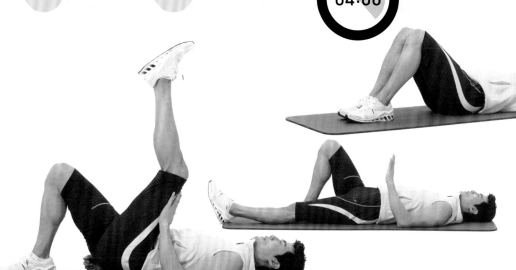

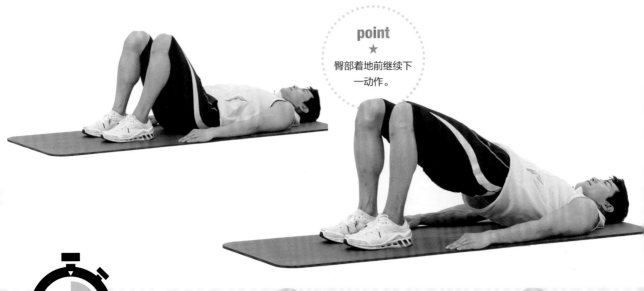

point
★
臀部着地前继续下
一动作。

05:20

12

平躺，双腿屈膝，双
手放置在大腿两侧。

13

呼气臀部、腰部、背部慢慢抬起，
直到膝盖与肩部呈斜线。吸气背部
慢慢着地。呼气臀部在背部完全着
地前再次抬起。重复 10 次。

Step 7 »

臀部力量举

⏱ 1分钟 💪 强化腹部·臀部

« **Step 3**

单腿举 Ⅲ

⏱ 1分10秒 💪 强化腹部

« **Step 2**

调整呼吸

⏱ 20秒

呼气左腿伸直，双手
紧抱右膝抬至胸部。
重复 20 次。

平躺，双手紧抱左
膝抬至胸部。右腿
抬离地面。

平躺，深吸一口
气然后慢慢呼气。
重复 10 次。

5

4

02:30

3

01:20

45°

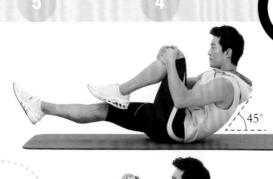

point
★
腿部不要触碰
地面。

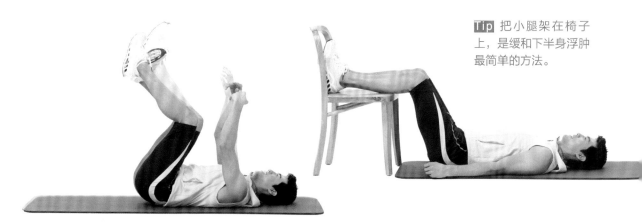

Tip 把小腿架在椅子上，是缓和下半身浮肿最简单的方法。

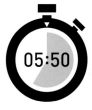 **05:50**

14 平躺，双腿、双臂抬起，与地面呈直角。快速抖动双手双脚。坚持30秒。

Step 8 »

毛细血管运动

⏱ 30秒
💪 刺激毛细血管，加强全身血液循环

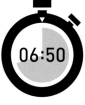 **06:50**

15 上半身平躺，小腿放置在椅子上，保持1分钟。

Step 9 »

椅上架腿

⏱ 1分钟 💪 放松大腿

Step 1~9 (❶~⓯)
再重复一次

全身运动
Step 1~9

« Step 1

"空中自行车"Ⅱ

⏱ 1分钟 💪 强化大腿·腹部

2 呼气 双腿做骑自行车的动作，该动作重复100次。

1 平躺，双腿抬起，与地面呈45°。双臂紧贴地面。

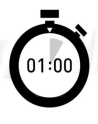 **01:00**

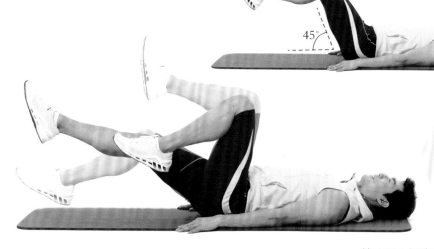

10分钟
家庭健身

第 **4** 阶段

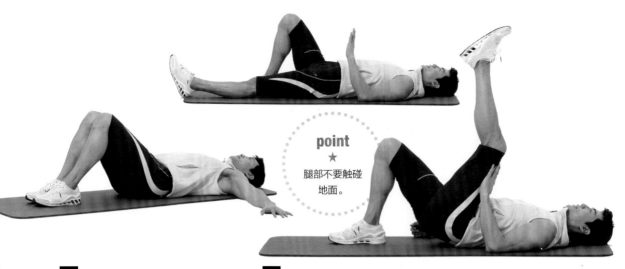

point
★
腿部不要触碰
地面。

02:50 ⑥

平躺，深吸一口
气然后慢慢呼气。
重复 10 次。

Step 4 »
调整呼吸
⏱ 20秒

04:10 ⑦

平躺，右腿屈
膝。左臂呈直
角弯曲。

Step 5 »
平躺，单腿屈伸
⏱ 1分20秒　➘ 强化下腹部

⑧
呼气 用腹部力量将左腿
抬到左手掌的位置。

« Step 8
毛细血管运动
⏱ 30秒
➘ 刺激毛细血管，
加强全身血液循环

« Step 9
椅上架腿
⏱ 1分钟　➘ 放松大腿

上半身平躺，小
腿放置在椅子
上，保持 1 分钟。

平躺，双腿、双臂抬起，与
地面呈直角。快速抖动双手
双脚。坚持 30 秒。

⑮ **07:00** ⑭ **06:00**

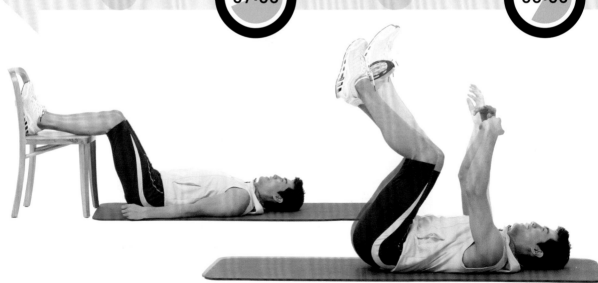

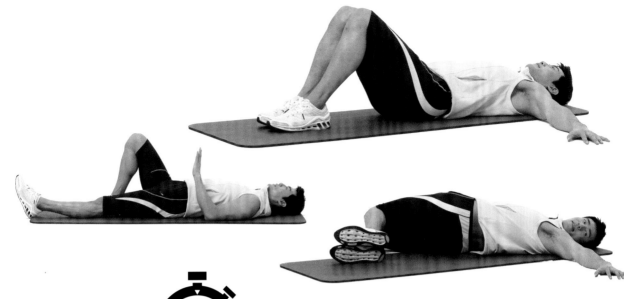

⑨

吸气 慢慢放下腿，呼气 落地之前再次抬起，重复 20 次后换反方向重复。

04:30

Step 6 »

腰部伸展运动

⏱ 20秒 💪 放松肋部

⑩

平躺，双臂向两侧伸展，双腿屈膝。

⑪

呼气 上半身保持不动，双膝转向右侧地面。保持 10 秒后换反方向进行。

呼气 臀部、腰部、背部慢慢抬起，直到膝盖与肩部呈斜线。吸气 背部慢慢着地。呼气 臀部在背部完全着地前再次抬起。重复 10 次。

平躺，双腿屈膝，双手放在大腿两侧。双脚与臀部保持一个手掌的距离。

« Step 7

臀部力量举

⏱ 1分钟 💪 强化腹部·臀部

05:30

⑬   ⑫

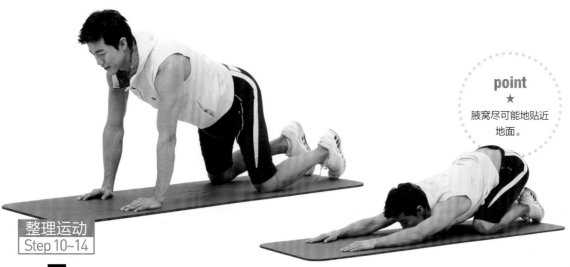

point
★
腋窝尽可能地贴近
地面。

整理运动
Step 10~14

07:20

16
双膝跪地，双手支撑地面。

17
吸气臀部向后坐，呼气上半身下压。保持
10 秒后回到原位。重复 5 次。

Step 10 »

腰部、肩部下压

⏱20秒 💪 放松腰部·肩部

« Step 14

单腿弯曲，
上半身侧屈

⏱40秒 💪 放松肋部·小腿·大腿

呼气伸展左臂，上半身向右侧
屈，左手向下尽量靠近右脚踝。
保持 5 秒后吸气回到原位。重
复 5 次后换反方向再做 5 次。

坐在地上，右腿向外
侧最大限度伸展，左
腿向内侧弯曲。

09:00

24

23

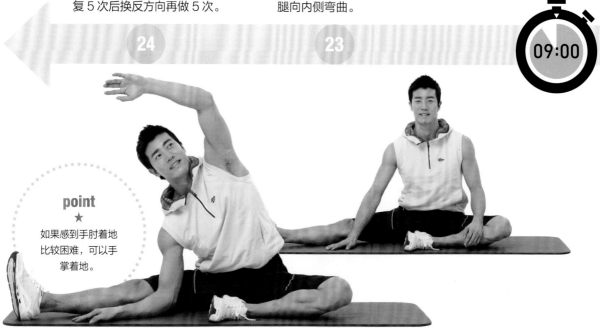

point
★
如果感到手肘着地
比较困难，可以手
掌着地。

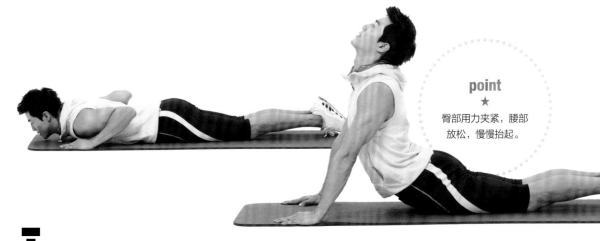

point
★
臀部用力夹紧，腰部放松，慢慢抬起。

07:40

| 18 | 19 |

Step 11 »

俯卧，上半身挺起

⏱ 20秒 💪 放松腹部·腰部

俯卧，双手手掌放置在肩部两侧稍向前的位置。

呼气双手支撑地面，挺起上半身。保持 10 秒后吸气慢慢回到原位。重复 2 次。

« Step 12
抖腿

08:00

⏱ 20秒 💪 放松大腿·小腿

« Step 13
上半身前倾

⏱ 20秒
💪 放松大腿后侧·腰部

坐在地面上，双腿伸直并拢。吸气上半身前倾，用手抓脚尖。保持 10 秒后呼气回到原位。重复 2 次。

膝盖稍抬起，抖动双腿敲打地面。重复 40 次。

坐在地面上，用手臂支撑上半身，双腿伸展开。

08:20

| 22 | 21 | 20 |

point
★
如果觉得抓脚尖很困难，可以抓小腿或者脚踝。

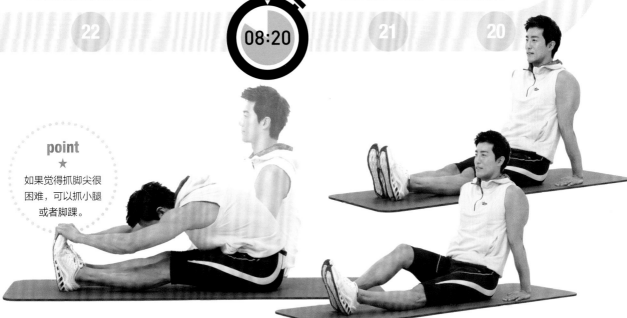

星期三 · 星期六

3·6day

强化骨盆肌肉

消耗热量: **231kcal**

使用器具: **椅子，垫子**

运动部位: **骨盆肌肉**

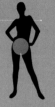

用 3 · 6day 来打造如碧昂斯一般性感有弹性的臀部吧！

10 分钟 家庭健身 第 **1** 阶段

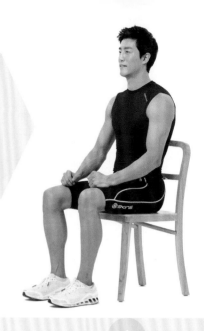

准备运动
Step 1~4

00:30

Step 1 »

双臂伸展呼吸

⏱30秒 💪放松胸部 · 腰部

1

臀部紧贴椅子末端坐下，背部与腰部挺直，双手放在膝盖上。

« Step 3

上半身转体

⏱30秒 💪放松腰部 · 肋部

01:40

吸气回到原位后反方向重复。该组动作重复 2 次。

呼气右手将右腿从里到外侧推，同时上半身向左侧转，视线向后，保持 5 秒。

坐在椅子上，双腿最大限度分开，双手放在膝盖上。

9   8   7

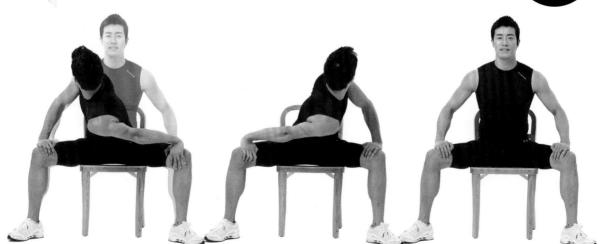

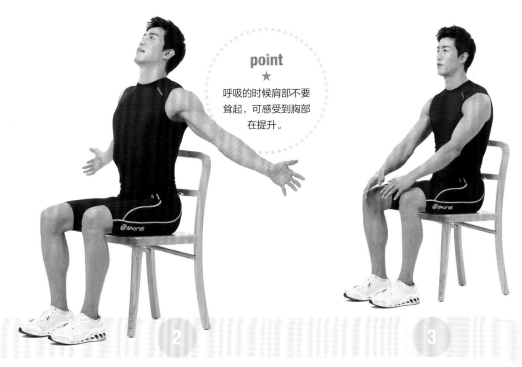

point
★
呼吸的时候肩部不要
耸起，可感受到胸部
在提升。

②
吸气缓缓伸展双臂，
保持 5 秒。

③
呼气慢慢回到原位，
重复 4 次。

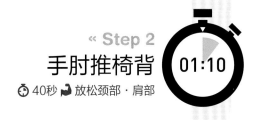

« Step 2
手肘推椅背
01:10

⏱ 40秒 💪 放松颈部·肩部

慢慢回到原位，
重复 5 次。

吸气打开肩部和胸部，
头部向后仰，保持 5 秒。

臀部紧贴椅子末端坐下，双臂弯曲，
手肘抵住椅背。

⑥

⑤

④

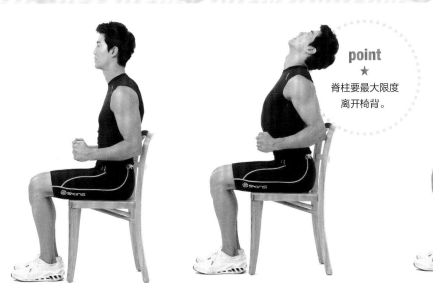

point
★
脊柱要最大限度
离开椅背。

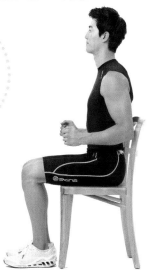

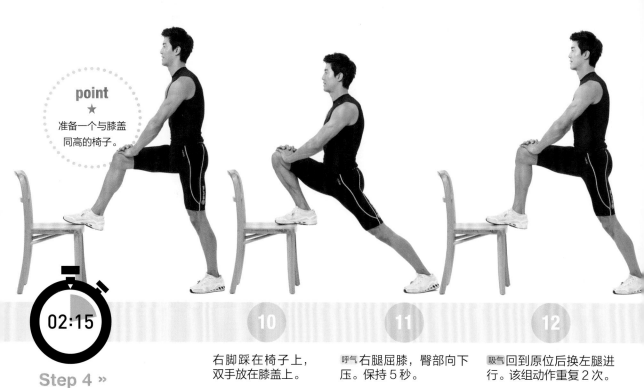

point
★
准备一个与膝盖
同高的椅子。

02:15

10 右脚踩在椅子上，双手放在膝盖上。

11 ^{呼气}右腿屈膝，臀部向下压。保持 5 秒。

12 ^{吸气}回到原位后换左腿进行。该组动作重复 2 次。

Step 4 »

单腿弯曲

⏱35秒 💪放松大腿·小腿

« Step 9

侧跨步 Ⅰ

⏱1分钟 💪强化肋部·手臂后侧

19 ^{吸气}回到原位，^{呼气}右腿向右伸出，右肘向左侧转动。该组动作重复 20 次。

18 ^{呼气}左腿向左伸出，左肘向右侧转动。

17 双拳并拢，举至胸前。

06:05

↻ Step5~9(13~19)再重复一次

point
★
肋部和手臂外
侧肌肉要感受
到刺激。

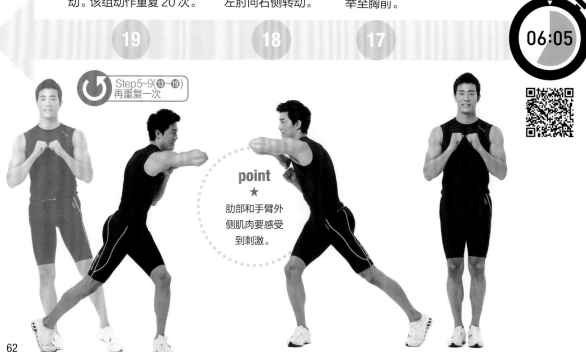

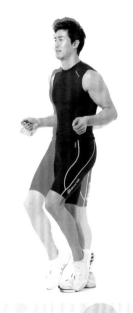

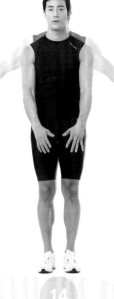

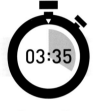

03:35 ⑬

Step 5 »

无绳跳绳

⏱ 1分20秒 💪 强化手腕·脚踝

想象手中有一根跳绳，双脚交替
抬起落下。双手放在腰部高度，
仅手腕摆动。重复 100 次。

03:55 ⑭

Step 6 »

调整呼吸

⏱ 20秒

吸气 双臂伸展开，
呼气 双臂向前伸。
重复 10 次。

« Step 8

调整呼吸

⏱ 20秒

吸气 双臂伸展开，
呼气 双臂向前伸。
重复 10 次。

一只脚向前伸出，双
手握拳，手臂呈直角
弯曲。以每秒 4 次的
速度快速摆动双臂。
重复 100 次。

05:05 ⑮

« Step 7

快速摆臂

⏱ 50秒 💪 强化臂部·肩部

04:45

⑯

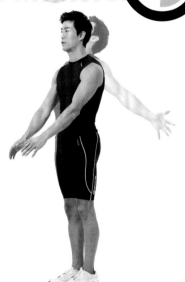

point
★
不要屏气，要连续呼
吸，另外注意双臂不
要过度后摆。

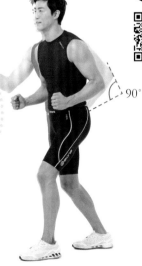

 90°

10 分钟
家庭健身

第 ② 阶段

Tip 如果在晚上，担心跳跃会影响到邻居，可以调整跳跃强度，仅仅抬起落下脚后跟。

有氧运动
Step 1~5

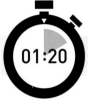

01:20

Step 1 »

无绳跳绳

⏱ 1分20秒 💪 强化手腕·脚踝

①

想象手中有一根跳绳，双脚交替跳跃。双手放在腰部高度，仅手腕摆动。重复 100 次。

01:40

Step 2 »

调整呼吸

⏱ 20秒

②

吸气双臂伸展开，呼气双臂向前伸。重复10 次。

全身运动
Step 7~11

« Step 7

俯身抬腿

⏱ 1分钟 💪 强化臀部肌肉

俯身，用双手和膝盖支撑地面。肩部、背部和臀部呈直线。

« Step 6

调整呼吸

⏱ 10秒

呼气抬起右腿，右脚掌与天花板平行，吸气右腿落下，呼气在膝盖着地前再次抬起右腿。重复 10 次后换反方向重复。

⑩

⑨

08:40

🔄 Step 1~6 (①~⑧)
再重复一次

⑧

03:50

吸气双臂伸展开，呼气双臂向前伸。重复 5 次。

point
★
腰部不要动，臀部用力。

90°

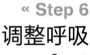

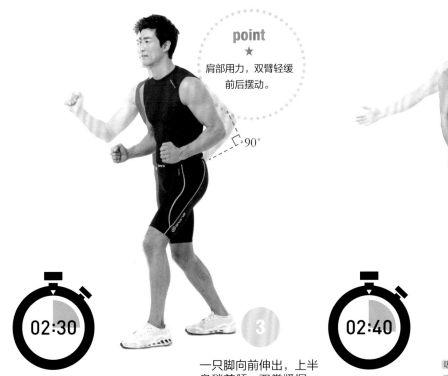

point
★
肩部用力，双臂轻缓
前后摆动。

90°

02:30

③

Step 3 »

原地奔跑

⏱ 50秒 💪 强化臂部·肩部

一只脚向前伸出，上半身稍前倾，双拳紧握，手臂呈 90°。上半身和腿部保持不动，仿佛 100 米冲刺，以每秒 4 次的速度快速摆动双臂。重复 100 次。

02:40

④

Step 4 »

调整呼吸

⏱ 10秒

吸气 双臂伸展开，呼气 双臂向前伸。重复 5 次。

« Step 5

侧跨步 I

⏱ 1分钟
💪 强化肋部·手臂后侧

吸气 回到原位，呼气 右脚向右伸出，右肘向左侧转动。该组动作重复 20 次。

⑦

呼气 左脚向左伸出，同时左肘向右侧转动。

⑥

双拳并拢，举至胸前。

⑤

03:40

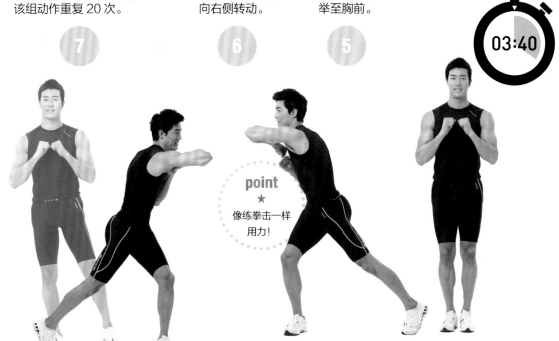

point
★
像练拳击一样
用力！

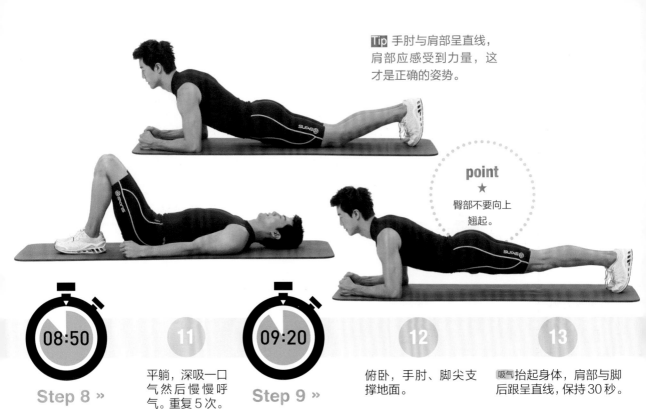

Tip 手肘与肩部呈直线，肩部应感受到力量，这才是正确的姿势。

point
★
臀部不要向上翘起。

08:50

11

平躺，深吸一口气然后慢慢呼气。重复5次。

Step 8 »
调整呼吸
⏱ 10秒

09:20

12

俯卧，手肘、脚尖支撑地面。

吸气抬起身体，肩部与脚后跟呈直线，保持30秒。

Step 9 »
平板支撑
⏱ 30秒 💪 强化腹部·腰部

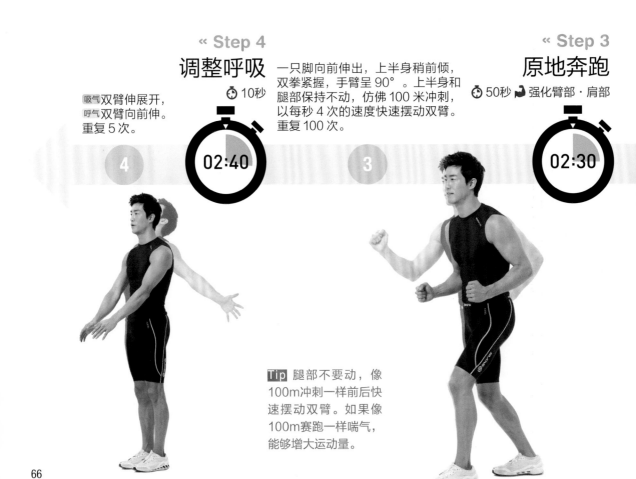

吸气双臂伸展开，呼气双臂向前伸。重复5次。

« Step 4
调整呼吸
⏱ 10秒

一只脚向前伸出，上半身稍前倾，双拳紧握，手臂呈90°。上半身和腿部保持不动，仿佛100米冲刺，以每秒4次的速度快速摆动双臂。重复100次。

« Step 3
原地奔跑
⏱ 50秒 💪 强化臂部·肩部

02:40

4

02:30

3

Tip 腿部不要动，像100m冲刺一样前后快速摆动双臂。如果像100m赛跑一样喘气，能够增大运动量。

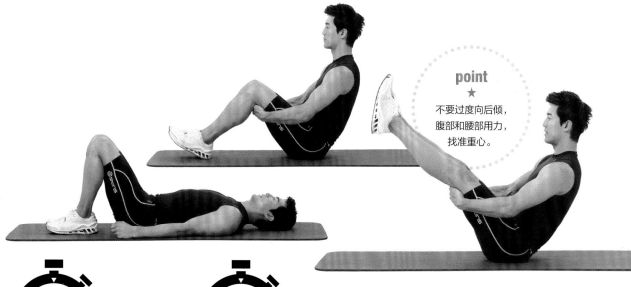

point
★
不要过度向后倾，
腹部和腰部用力，
找准重心。

09:30

14

平躺，深吸一口气 然后慢慢呼气。重复5次。

Step 10 »
调整呼吸
⏱ 10秒

10:00

15

坐在地面上，双膝立起，双手紧抱双腿。

Step 11 »
抱住双腿 I
⏱ 30秒 💪 强化腹部·腰部

16

吸气 双腿呈直线抬起，上半身稍后倾，仅用臀部支撑。保持 30秒。

有氧运动
Step 1~6

« Step 2
调整呼吸
⏱ 20秒

01:40

吸气 双臂伸展开，
呼气 双臂向前伸。
重复 10 次。

2

想象手中有一根跳绳，双脚交替跳跃。双手放在腰部高度，仅手腕摆动。重复 100 次。

1

« Step 1
无绳跳绳
⏱ 1分20秒 💪 强化手腕·脚踝

01:20

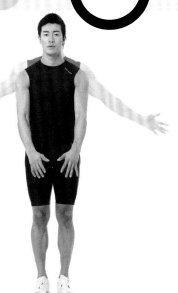

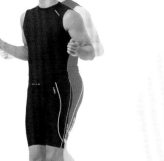

10 分钟
家庭健身

第 **3** 阶段

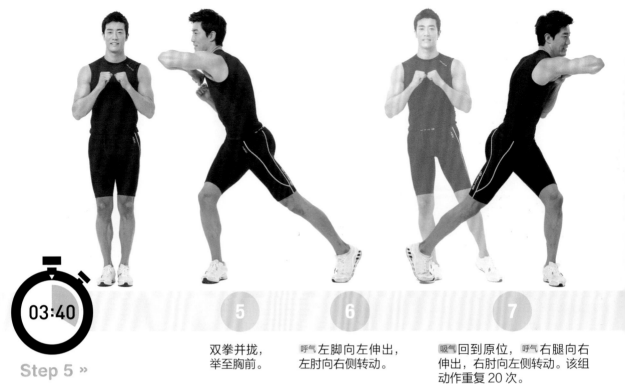

03:40

5 双拳并拢，举至胸前。

6 呼气左脚向左伸出，左肘向右侧转动。

7 吸气回到原位，呼气右腿向右伸出，右肘向左侧转动。该组动作重复20次。

Step 5 »

侧跨步 I

⏱ 1分钟 💪 强化肋部·手臂后侧

« Step 11

抱住双腿 II

⏱ 30秒

💪 强化腹部·腰部

« Step 10

调整呼吸

⏱ 10秒

吸气腿部抬起，上半身稍向后倾，仅用臀部支撑地面。保持30秒。

坐在地面上，双膝立起，双手紧抱双膝。

平躺，深吸一口气然后慢慢呼气。重复5次。

16

15

06:10

14

05:40

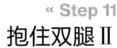

point
★
双臂不要过度后弯。

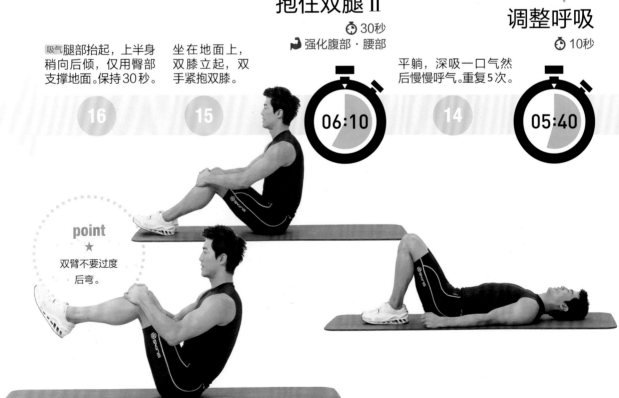

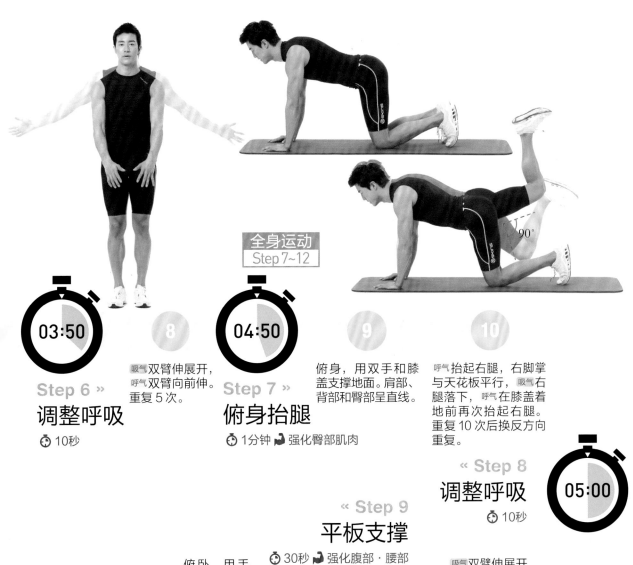

全身运动
Step 7~12

03:50

⑧

吸气双臂伸展开，呼气双臂向前伸。重复 5 次。

Step 6 »
调整呼吸
🕐 10秒

04:50

⑨

俯身，用双手和膝盖支撑地面。肩部、背部和臀部呈直线。

Step 7 »
俯身抬腿
🕐 1分钟 💪 强化臀部肌肉

⑩

呼气抬起右腿，右脚掌与天花板平行，吸气右腿落下，呼气在膝盖着地前再次抬起右腿。重复 10 次后换反方向重复。

« Step 8
调整呼吸

05:00

🕐 10秒

« Step 9
平板支撑
🕐 30秒 💪 强化腹部·腰部

吸气抬起身体，肩部与脚后跟呈直线，保持 30 秒。

⑬

⑫

俯卧，用手肘、脚尖支撑地面。

05:30

⑪

吸气双臂伸展开，呼气双臂向前伸。重复 5 次。

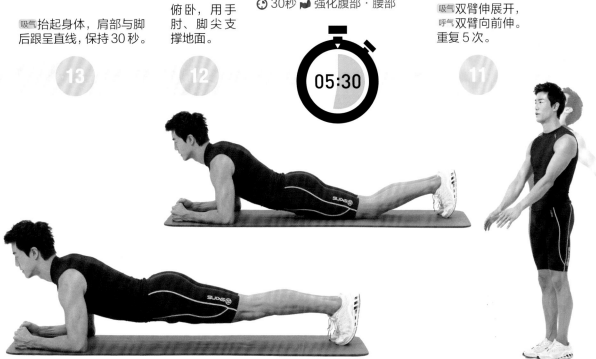

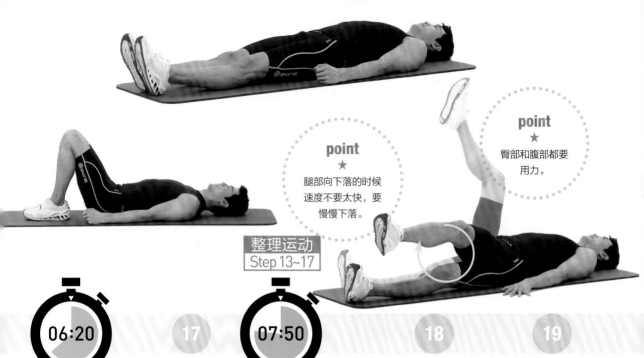

point
★
腿部向下落的时候速度不要太快，要慢慢下落。

point
★
臀部和腹部都要用力。

整理运动
Step 13~17

06:20

17

平躺，深吸一口气然后慢慢呼气。重复 5 次。

Step 12 »
调整呼吸
⏱ 10秒

07:50

Step 13 »
单脚画圆
⏱ 1分30秒
💪 强化腹部·腰部·臀部

18

平躺在地面上。

19

吸气右腿与地面呈直角抬起，呼气脚尖沿顺时针方向画圆。重复 10 次后沿逆时针方向画圆 10 次。然后换左腿重复。

« Step 16
单腿弯曲，上半身前倾
⏱ 20秒 💪 放松大腿·臀部，矫正骨盆

25

呼气双臂前伸，胸部慢慢贴近地面。保持 10 秒后慢慢 吸气回到原位，再反方向重复。

24

左腿弯曲，双手支撑地面，右腿最大程度地向后伸展。

09:00

Tip 做动作时如果感到松弛，说明骨盆不端正。要向做动作时觉得困难的方向再重复一两次。

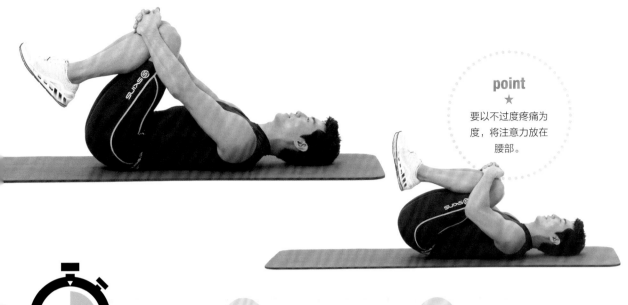

point
★
要以不过度疼痛为
度，将注意力放在
腰部。

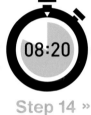

Step 14 »

双膝拉伸

⏱30秒 💪放松腰部

20

平躺，双手紧抱双膝。

21

^{呼气}膝盖慢慢靠近胸部，保持 10 秒后
^{吸气}回到原位。重复 3 次。

« Step 15

平躺，单腿跨越

⏱20秒 💪放松腰部·肋部

^{呼气}右腿向上抬起，落向左侧地面，右腿
放松，腰部用力，保持 10 秒。^{吸气}回到
原位后反方向重复。

平躺，双臂放在身体两侧。

22

23

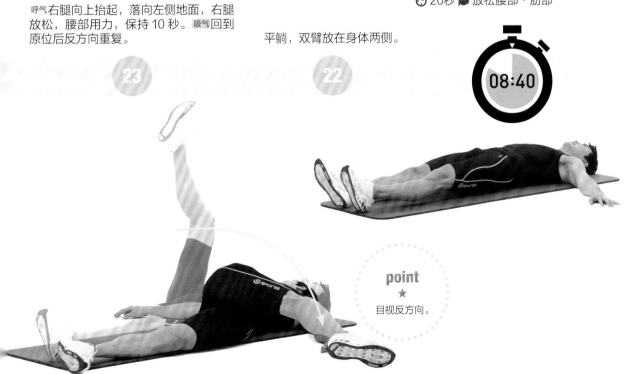

point
★
目视反方向。

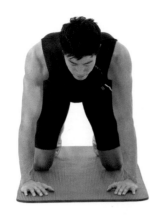

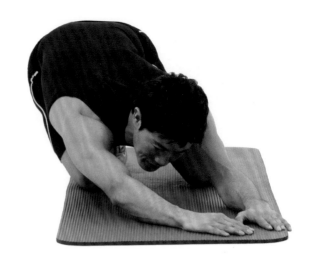

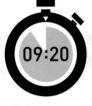

09:20

26 俯身，双手与膝盖支撑地面。

27 呼气双臂下压，臀部呈斜线拉伸。保持10秒后换反方向重复。

Step 17 »

臀部斜压

⏱ 20秒 💪 放松臀部·腰部

吸气腿部呈直线抬起，上半身稍向后倾，仅用臀部支撑地面。保持30秒。

坐在地面上，双膝立起，双手紧抱双腿。

« Step 5

抱住双腿 I

⏱ 30秒 💪 强化腹部·腰部

吸气双臂伸展开，呼气双臂向前伸。重复5次。

« Step 4

调整呼吸

⏱ 10秒

8

7

02:20

6

01:50

point
★
不要过度后倾，要找准重心。

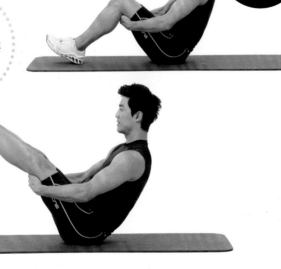

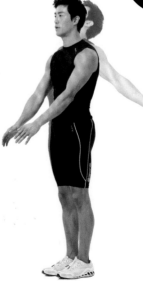

10 分钟家庭健身

第 4 阶段

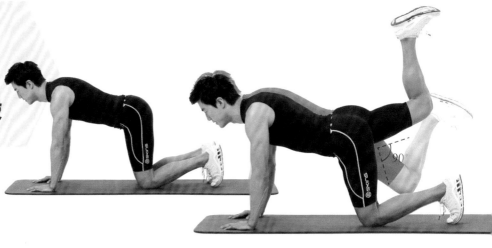

全身运动
Step 1~6

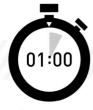
01:00

Step 1 »

俯身抬腿

⏱ 1分钟 💪 强化臀部肌肉

俯身，双手和膝盖支撑地面。肩部、背部和臀部呈直线。

1

2

呼气抬起右腿，右脚掌与天花板平行，吸气右腿落下，呼气在膝盖着地前再次抬起右腿。重复 10 次后换反方向重复。

« Step 2

调整呼吸

⏱ 10秒

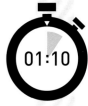
01:10

« Step 3

平板支撑

⏱ 30秒 💪 强化腹部·腰部

吸气抬起身体，肩部与脚后跟呈直线，保持 30 秒。

俯卧，手肘、脚尖支撑地面。

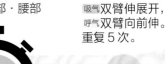
01:40

5

4

3

吸气双臂伸展开，呼气双臂向前伸。重复 5 次。

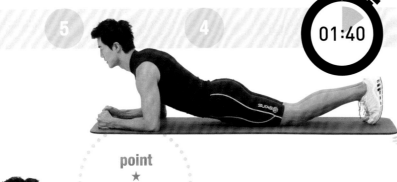

point
★
腹部用力，腰部与臀部呈直线。

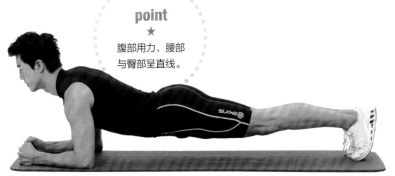

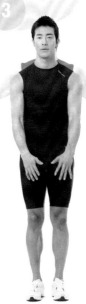

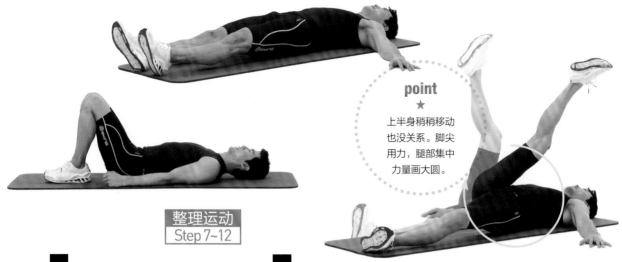

point
★
上半身稍稍移动
也没关系。脚尖
用力，腿部集中
力量画大圆。

整理运动
Step 7~12

02:30

9

平躺，深吸一口
气然后慢慢呼
气。重复5次。

Step 6 »
调整呼吸
⏱ 10秒

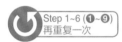
Step 1~6 (❶~❾)
再重复一次

06:30

平躺在地面上。

Step 7 »
单脚画圆
⏱ 1分30秒 💪 强化腹部·腰部·臀部

10

11

吸气右腿与地面呈直角
抬起，呼气脚尖沿顺时
针方向画圆。重复10
次后沿逆时针方向画圆
10次。然后换左腿重复。

« Step 12
臀部斜压
⏱ 40秒 💪 放松臀部·腰部

呼气双臂稍向前移，胸部慢
慢贴近地面。保持10秒后
慢慢吸气回到原位，再反方
向重复。

呼气双臂下压，臀部呈
斜线拉伸。保持10秒
后换反方向重复。

俯身，双手与膝
盖支撑地面。

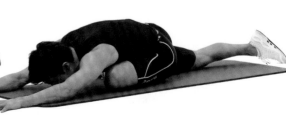

20

19

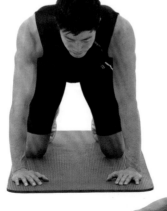

09:00

18

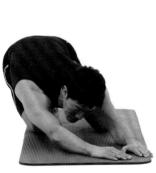

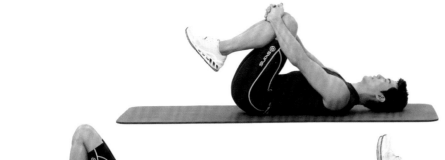

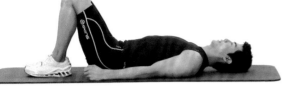

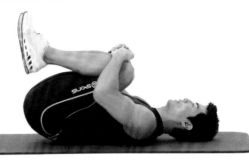

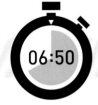

06:50 ⑫

平躺在地面上，
深吸一口气然后
慢慢呼气。重复
10 次。

Step 8 »

调整呼吸

⏱ 20秒

07:20 ⑬ ⑭

平躺，双手
紧抱双膝。

呼气 膝盖慢慢向
胸部靠拢，保持
10 秒后 吸气 回到
原位。重复 3 次。

Step 9 »

双膝拉伸

⏱ 30秒 💪 放松腰部

« Step 10 **07:40**

平躺，单腿跨越

⏱ 20秒 💪 放松腰部·肋部

« Step 11

单腿弯曲，上半身前倾

⏱ 40秒 💪 放松大腿·臀部，矫正骨盆

左腿弯曲，右腿最大程度地向后伸
展，用双手支撑地面。

⑰ **08:20** ⑯

呼气 右腿向上抬起，落向左
侧地面，右腿放松，腰部
用力，保持 10 秒。 吸气 回
到原位后换左腿重复。

平躺，双臂放在身
体两侧。

⑮

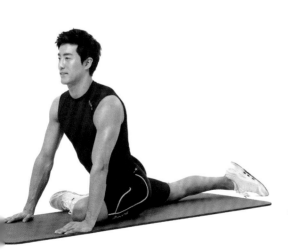

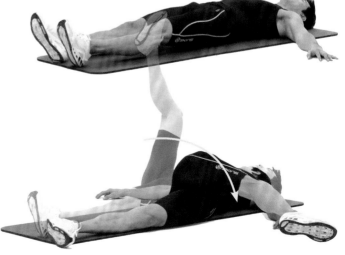

第 1 周减肥清单

来看看自己这一周的生活习惯吧!

1st. week
check list

啪啪啪!
为顺利完成第 1 周训练的大家鼓掌!
第 1 周刚开始接触运动动作,
可能会感到有些困难,
但不要因此而失去自信,继续挑战吧!
好的开始是成功的一半哦!

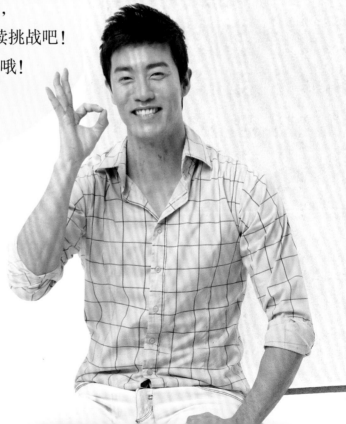

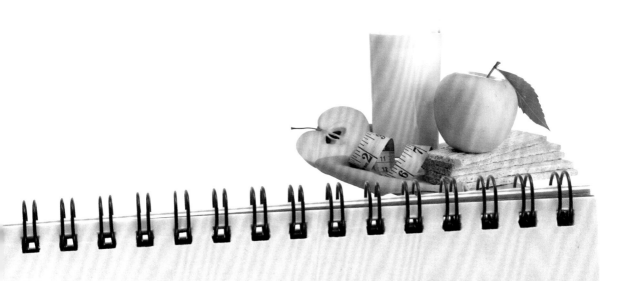

	总是 （每天）	经常 （每周3次以上）	偶尔 （每周1~2次）	从不 （每周0次）
你吃早餐吗？	10	7	4	0
每天的饮水量够1L（约5杯）吗？	10	7	4	0
是在固定的时间睡觉吗？	10	7	4	0
饭后会散步10分钟吗？	10	7	4	0
你吃夜宵吗？	0	2	4	10
你喝酒吗？	0	2	4	10
每天10分钟的家庭健身第1阶段完成了吗？	10	7	4	0
每天在相同的时间运动吗？	10	7	4	0
不乘电梯而走楼梯吗？	10	7	4	0
饭前吃水果吗？	10	7	4	0
				分
合计				

回想这一周做的运动，记录下自己值得称赞和需要改善的地方吧。

2nd. week

减少体内脂肪

如果你还忍受着痛苦，拒绝着各种美食，小心地保持体重，却依然对身材没有信心，那多半是因为长期积累的脂肪正困扰着你。我们身体中隐藏的 S 线条光靠调整饮食是很难显现的。现在向大家介绍青花鱼教练第 2 周完全燃脂运动法！

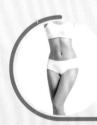

星期一·星期四
运动目标：利用墙壁提升心肺功能

- 消耗热量：287kcal
- 使用器具：墙壁，垫子
- 运动部位：全身肌肉

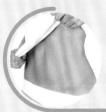

星期二·星期五
运动目标：利用墙壁减掉小肚腩

- 消耗热量：239kcal
- 使用器具：墙壁
- 运动部位：腹部

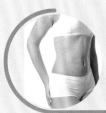

星期三·星期六
运动目标：体内脂肪暴风速减

- 消耗热量：298kcal
- 使用器具：墙壁
- 运动部位：上·下半身

本周食谱

随着运动强度的增大，本周食谱着重补充有效能量，缓解疲劳

　　利用醋、柠檬、紫苏、绿茶、白菜、西蓝花、茄子、豆腐、瘦肉、坚果等食物去除乳酸、缓解疲劳，有效代谢体内脂肪，并注意适当多喝水。

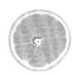

第 2 周食谱要点
早：饭前饮柠檬茶（无糖）
中：饭前饮原豆咖啡（无糖）
晚：饭前饮绿茶

	早餐	午餐	零食	晚餐
星期一	1 杯柠檬茶 1 片全麦吐司 1 杯脱脂牛奶 1/2 个苹果	1 杯原豆咖啡 1/2 碗糙米饭 1 大盘鸡肉炖蔬菜 1 小盘茄子豆芽		1 杯绿茶 1 大盘卤猪肉 1 大盘煮西蓝花 1 小盘柠檬萝卜泡菜
星期二	1 杯柠檬茶 1 碗蘑菇蔬菜粥 2 个煮蛋清	1 杯原豆咖啡 1 个金枪鱼三明治 1 个番茄 1 杯脱脂牛奶	少许坚果 （25g，约 10 颗杏仁）	1 杯绿茶 1 块嫩豆腐 1 大盘蔬菜沙拉
星期三	1 杯柠檬茶 1 碗麦片粥 1 杯脱脂酸奶	1 杯原豆咖啡 1/2 碗糙米饭 3 个蛋清制作的蔬菜蛋卷 1 大盘嫩叶蔬菜沙拉		1 杯绿茶 1 块烤鸡胸肉 1 小盘醋腌洋葱
星期四	1 杯柠檬茶 4 个白菜饭团 1 块鸡胸肉	1 杯原豆咖啡 1 个鸡蛋三明治 1 个番茄 1 杯脱脂牛奶	少许坚果 （25g，约 10 颗杏仁）	1 杯绿茶 1 小盘拌熟鱿鱼 3 个黄瓜辣椒
星期五	1 杯柠檬茶 1 碗麦片粥 1 杯脱脂牛奶	1 杯原豆咖啡 1 大盘鸡胸肉三明治 1/2 碗糙米饭		1 杯绿茶 1 块鲑鱼 1 大盘蔬菜沙拉
星期六	1 杯柠檬茶 1 碗蘑菇蔬菜粥 1 小盘牛肉蘑菇酱	1 杯原豆咖啡 1/2 碗糙米饭 1 碗豆腐海带汤 1 大盘烤猪肉 & 紫苏叶 1 小盘茄子豆芽	少许坚果 （25g，约 10 颗杏仁）	1 杯绿茶 1 块烤鸡胸肉 1 小盘醋腌洋葱
星期日	1 杯柠檬茶 1/2 碗糙米饭 1 碗牛肉萝卜汤 1 块嫩豆腐	1 杯原豆咖啡 1/2 碗糙米饭 3 个蛋清制作的西蓝花蛋羹 1 大盘蔬菜沙拉		1 杯绿茶 1 大盘烤猪肉 & 紫苏叶 1 小盘凉拌萝卜丝

星期一·星期四

1·4day

利用墙壁提升心肺功能

消耗热量: **287kcal**

使用器具: 墙壁，垫子

运动部位: 全身肌肉

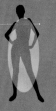

已经是第 2 周运动了，今天也像运动第 1 天那样从提升心肺功能开始吧。这有助于体内脂肪的消耗。

10 分钟 家庭健身

第 1 阶段

准备运动 Step 1~4

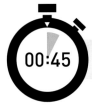

00:45

Step 1 »

推墙提升胸部

⏱ 45秒 💪 放松颈部·胸部·肩部

臀部、背部和头部靠在墙壁上，双脚离墙壁一脚宽，手臂呈直角弯曲靠在墙壁上。

1

« Step 5

抖动手腕跳跃

⏱ 1分10秒 💪 手腕·脚踝伸展运动，强化心脏

呼气 上半身向墙壁靠近，保持10 秒后换反方向重复。

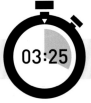

03:25

有氧运动 Step 5~9

8

双手抬至腰部高度，肩部用力，抖动手腕，轻轻跳跃，以每秒 2 次的速度重复 100 次。

9

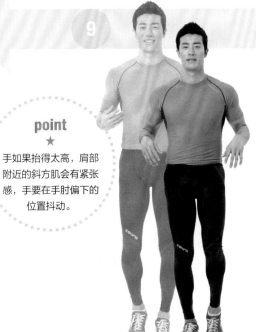

point
★
手如果抬得太高，肩部附近的斜方肌会有紧张感，手要在手肘偏下的位置抖动。

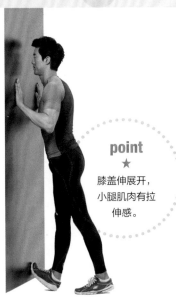

point
★
膝盖伸展开，小腿肌肉有拉伸感。

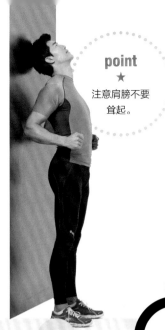

②

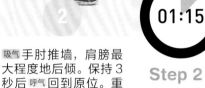 手肘推墙，肩膀最
大程度地后倾。保持 3
秒后 ^{呼气} 回到原位。重
复 4 次。

point
★
注意肩膀不要
耸起。

01:15

Step 2 »
腰部扭转
⏱ 30秒 💪 腰部伸展运动

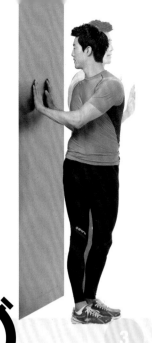

③ 背对墙壁站立，手掌抬
至胸前。^{呼气} 下半身保
持不动，上半身向右侧
转，手掌贴于墙壁。

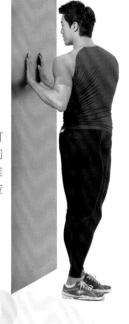

Tip 转动腰部可
判断腰部柔韧
性。了解较困难
的方向后可相应
增加次数。

④ ^{呼气} 利用反作用力，
上半身向左侧转，
手掌贴于墙壁。重
复 10 次。

« Step 4
蹬墙拉伸小腿
⏱ 20秒 💪 小腿伸展运动

« Step 3
单手撑墙，拉伸肩部
⏱ 40秒 💪 肩部·胸部伸展运动

01:55

02:15

⑦ 右脚尖触碰墙壁，手掌举至
胸部高度，贴于墙壁。

⑥ ^{呼气} 上半身慢慢向左侧转，
保持 10 秒后换反方向重
复。该组动作重复 2 次。

⑤ ^{吸气} 右手掌贴墙。

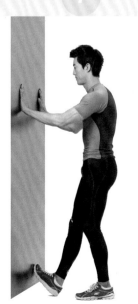

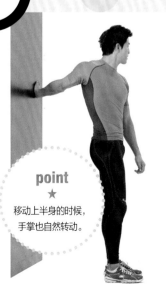

point
★
移动上半身的时候，
手掌也自然转动。

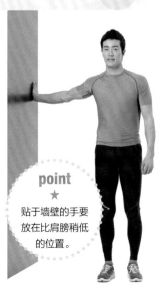

point
★
贴于墙壁的手要
放在比肩膀稍低
的位置。

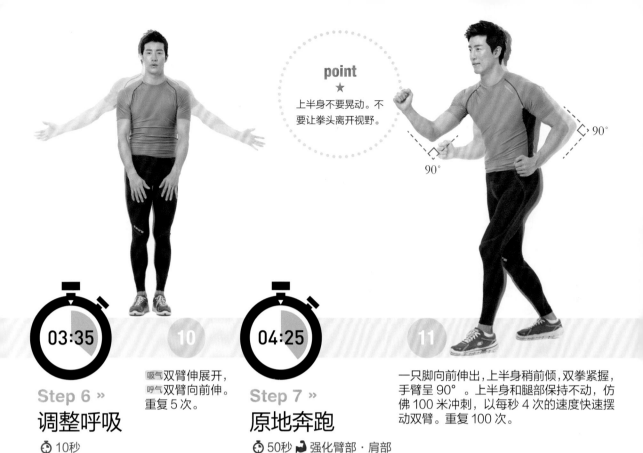

point
★
上半身不要晃动。不要让拳头离开视野。

03:35 　 10

Step 6 »
调整呼吸

⏱ 10秒

吸气双臂伸展开，呼气双臂向前伸。重复5次。

04:25 　 11

Step 7 »
原地奔跑

⏱ 50秒 💪 强化臂部·肩部

一只脚向前伸出，上半身稍前倾，双拳紧握，手臂呈90°。上半身和腿部保持不动，仿佛100米冲刺，以每秒4次的速度快速摆动双臂。重复100次。

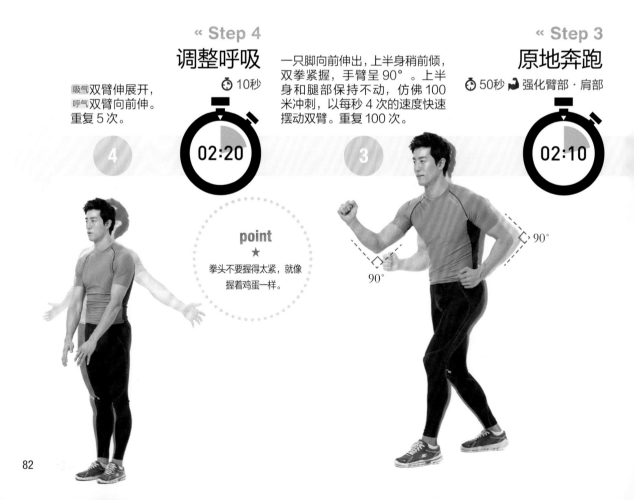

« Step 4
调整呼吸
⏱ 10秒

吸气双臂伸展开，呼气双臂向前伸。重复5次。

4 　 **02:20**

一只脚向前伸出，上半身稍前倾，双拳紧握，手臂呈90°。上半身和腿部保持不动，仿佛100米冲刺，以每秒4次的速度快速摆动双臂。重复100次。

3 　 **02:10**

« Step 3
原地奔跑
⏱ 50秒 💪 强化臂部·肩部

point
★
拳头不要握得太紧，就像握着鸡蛋一样。

90°

90°

90°

90°

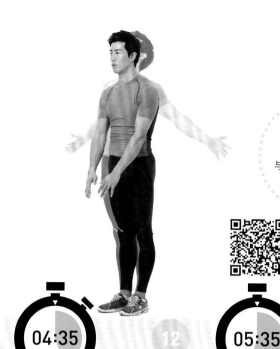

point ★
与穿鞋相比, 只穿袜子运动更有效。

Tip "越野赛"有助于消耗热量, 排出体内废物, 减少脂肪。

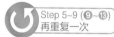
Step 5~9 (❾~⓭) 再重复一次

04:35 / 12

吸气 双臂伸展开, 呼气 双臂向前伸。重复 5 次。

Step 8 »
调整呼吸
⏱ 10秒

05:35 / 13

两脚前后稍稍分开, 一前一后来回跳动, 同时双臂前后摆动。重复 100 次。

Step 9 »
"越野赛"
⏱ 1分钟 💪 刺激全身

吸气 双臂伸展开, 呼气 双臂向前伸。重复 5 次。

« Step 2
调整呼吸
⏱ 10秒

01:20 / 2

双手抬至腰部高度, 肩部用力, 抖动手腕, 轻轻跳跃, 以每秒 2 次的速度重复 100 次。

« Step 1
抖动手腕跳跃
⏱ 1分10秒
💪 手腕·脚踝伸展运动, 强化心脏

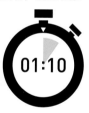

01:10 / 1

有氧运动
Step 1~6

10 分钟
家庭健身

第 ❷ 阶段

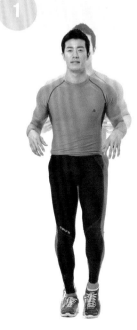

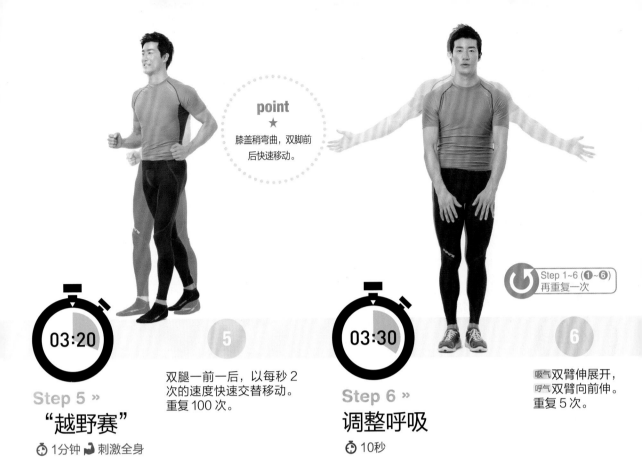

point
★
膝盖稍弯曲，双脚前
后快速移动。

Step 1~6 (**1**~**6**)
再重复一次

03:20

5

双腿一前一后，以每秒 2
次的速度快速交替移动。
重复 100 次。

Step 5 »

"越野赛"

⏱1分钟 💪刺激全身

03:30

6

吸气双臂伸展开，
呼气双臂向前伸。
重复 5 次。

Step 6 »

调整呼吸

⏱10秒

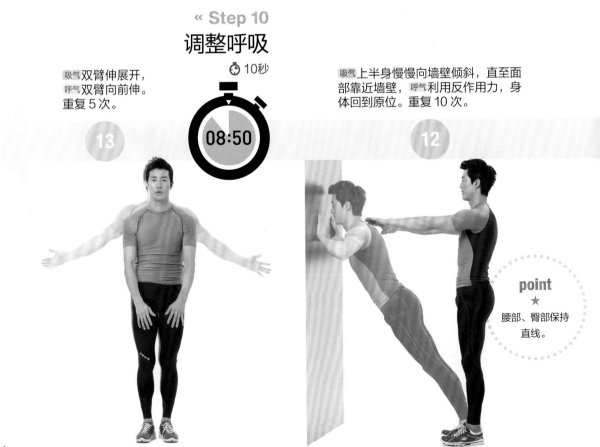

« Step 10

调整呼吸

⏱10秒

吸气双臂伸展开，
呼气双臂向前伸。
重复 5 次。

13

08:50

吸气上半身慢慢向墙壁倾斜，直至面
部靠近墙壁，呼气利用反作用力，身
体回到原位。重复 10 次。

12

point
★
腰部、臀部保持
直线。

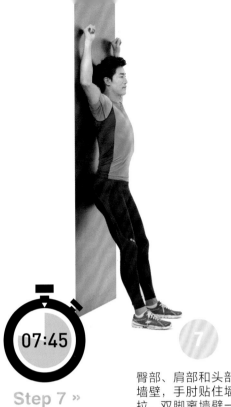

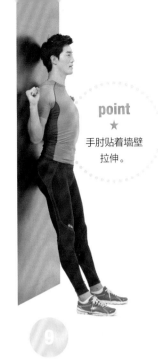

point
★
手肘贴着墙壁拉伸。

07:45

⑦ 臀部、肩部和头部贴于墙壁，手肘贴住墙壁上拉。双脚离墙壁一步距离，双脚分开，与肩同宽。

吸气 ⑧ 臀部不要离开墙壁，慢慢向下坐。同时手臂自然上移。

呼气 ⑨ 起身，同时手肘弯曲向下拉伸，重复10次。

Step 7 »
靠墙拉伸
⏱45秒 💪强化大腿·背部

全身运动
Step 7~12

« Step 9
反作用力俯卧撑
⏱45秒 💪强化胸部·肩部

面对墙壁站立，双臂平伸，指尖离墙壁约20厘米，双脚并拢。

« Step 8
调整呼吸
⏱10秒

吸气 双臂伸展开，呼气 双臂向前伸。重复5次。

⑪

08:40

⑩

07:55

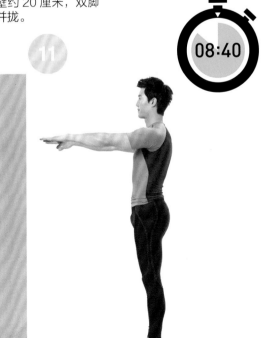

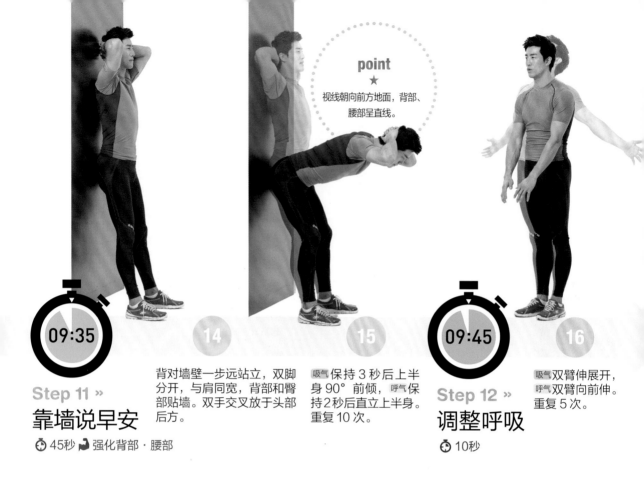

point
★
视线朝向前方地面，背部、腰部呈直线。

09:35

14

背对墙壁一步远站立，双脚分开，与肩同宽，背部和臀部贴墙。双手交叉放于头部后方。

15

吸气 保持3秒后上半身90°前倾，呼气 保持2秒后直立上半身。重复10次。

09:45

16

吸气 双臂伸展开，呼气 双臂向前伸。重复5次。

Step 11 »

靠墙说早安

⏱ 45秒 💪 强化背部·腰部

Step 12 »

调整呼吸

⏱ 10秒

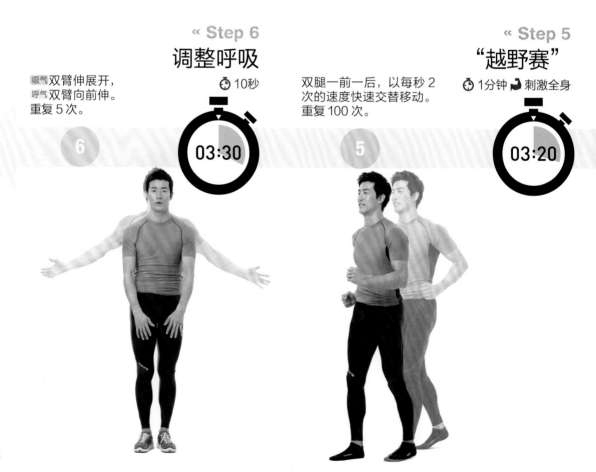

吸气 双臂伸展开，呼气 双臂向前伸。重复5次。

6

« Step 6

调整呼吸

⏱ 10秒

03:30

双腿一前一后，以每秒2次的速度快速交替移动。重复100次。

5

« Step 5

"越野赛"

⏱ 1分钟 💪 刺激全身

03:20

10 分钟
家庭健身

第 ❸ 阶段

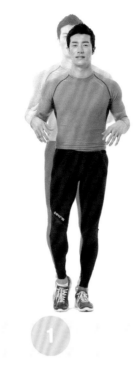

有氧运动
Step 1~6

01:10

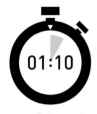

1

双手抬至腰部高度，肩部用力，抖动手腕，轻轻跳跃，以每秒 2 次的速度重复 100 次。

« **Step 1**

抖动手腕跳跃

⏱ 1分10秒　💪 手腕·脚踝伸展运动，强化心脏

01:20

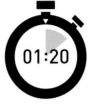

2

Step 2»

调整呼吸

吸气 双臂伸展开，呼气 双臂向前伸。重复 5次。

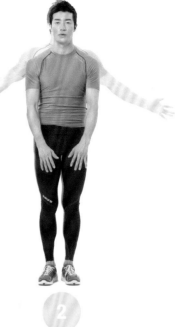

⏱ 10秒

« **Step 3**

原地奔跑

02:10

⏱ 50秒

💪 强化臂部·肩部

« **Step 4**

调整呼吸

⏱ 10秒

02:20

吸气双臂伸展开，呼气双臂向前伸。重复 5 次。

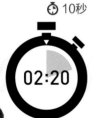

4

一只脚向前伸出，上半身稍前倾，双拳紧握，手臂呈 90°。上半身和腿部保持不动，仿佛 100 米冲刺，以每秒 4 次的速度快速摆动双臂。重复 100 次。

3

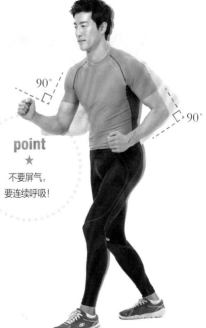

90°

90°

point
★
不要屏气，
要连续呼吸！

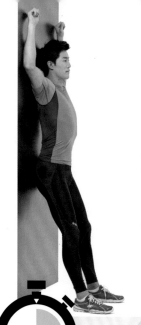
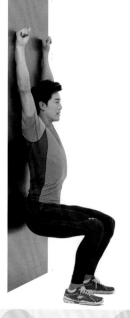
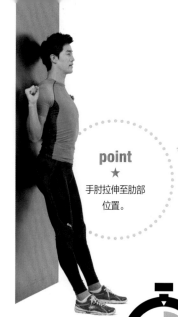
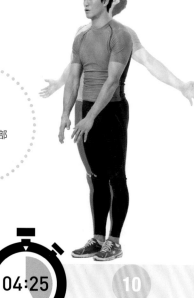

point
★
手肘拉伸至肋部
位置。

⏱ **04:15**　　7　　8　　9　　⏱ **04:25**　　10

Step 7 »

靠墙拉伸

⏱ 45秒
💪 强化大腿·背部

臀部、肩部和头部贴于墙壁，手肘贴住墙壁上拉。双脚离墙壁一步距离，双脚分开，与肩同宽。

吸气臀部不要离开墙壁，慢慢向下坐。同时手臂自然上移。

呼气起身，同时手肘弯曲向下拉伸，重复10次。

Step 8 »

调整呼吸

⏱ 10秒

吸气双臂伸展开，呼气双臂向前伸。重复5次。

全身运动
Step 7~12

« Step 12

调整呼吸

⏱ 10秒

吸气双臂伸展开，呼气双臂向前伸。重复5次。

吸气保持3秒后上半身90°前倾，呼气保持2秒后直立上半身。重复10次。

16　　⏱ **06:15**　　15

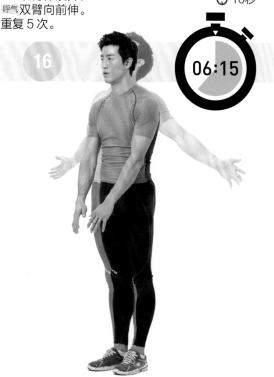
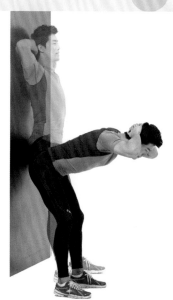

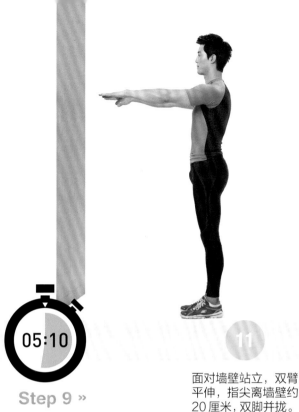

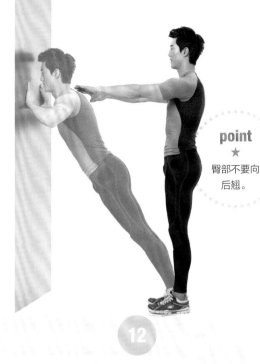

point
★
臀部不要向后翘。

05:10

Step 9 »

反作用力俯卧撑

⏱ 45秒 💪 强化胸部·肩部

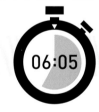
面对墙壁站立，双臂平伸，指尖离墙壁约20厘米，双脚并拢。

吸气 上半身慢慢向墙壁倾斜，直至面部靠近墙壁，呼气 利用反作用力，身体回到原位。重复10次。

背对墙壁一步远站立，双脚分开，与肩同宽，背部和臀部贴墙。双手交叉放于头部后方。

« **Step 11**

靠墙说早安

⏱ 45秒 💪 强化背部·腰部

06:05

« **Step 10**

调整呼吸

⏱ 10秒

吸气 双臂伸展开，呼气 双臂向前伸。重复5次。

05:20

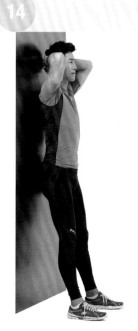

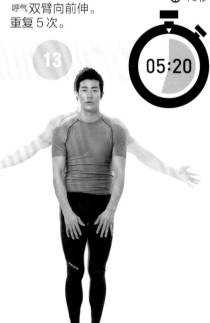

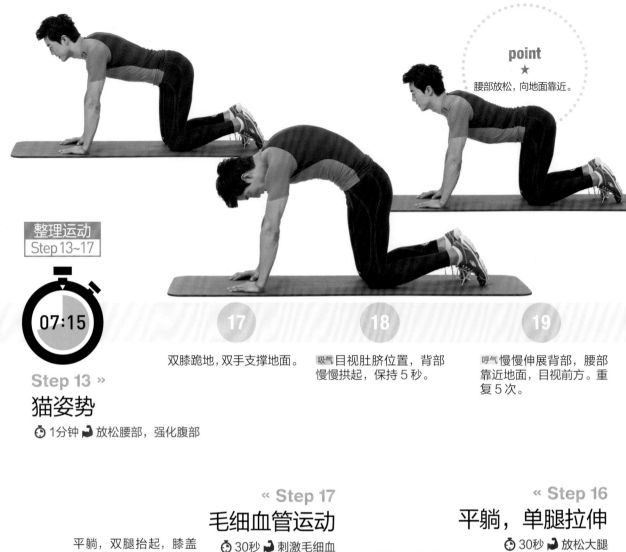

point ★
腰部放松，向地面靠近。

整理运动
Step 13~17

07:15

Step 13 »

猫姿势

⏱ 1分钟 💪 放松腰部，强化腹部

17 双膝跪地，双手支撑地面。

18 吸气 目视肚脐位置，背部慢慢拱起，保持5秒。

19 呼气 慢慢伸展背部，腰部靠近地面，目视前方。重复5次。

« **Step 17**

毛细血管运动

⏱ 30秒 💪 刺激毛细血管，促进血液循环

09:55

平躺，双腿抬起，膝盖稍弯曲。双臂抬起与地面呈直角。快速抖动手脚。重复30秒。

25

« **Step 16**

平躺，单腿拉伸

⏱ 30秒 💪 放松大腿

吸气 平躺，双手抱住左膝，呼气 向胸部靠拢，保持5秒。重复2次后反方向重复。

24

09:25

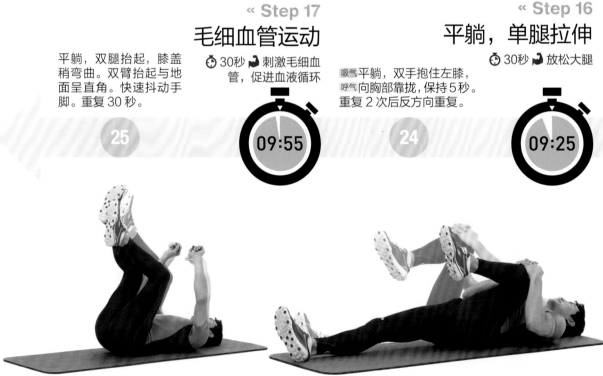

Tip 毛细血管运动没有固定的规则，按照自己喜欢的方法抖动手脚即可。

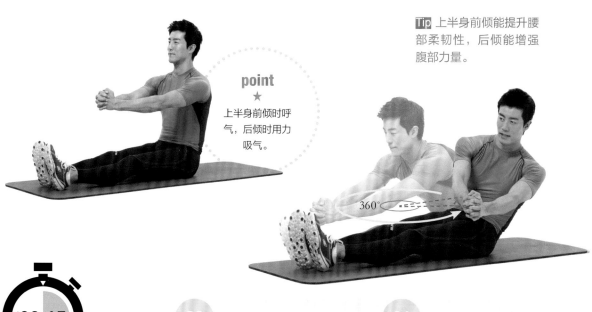

Tip 上半身前倾能提升腰部柔韧性，后倾能增强腹部力量。

point
★
上半身前倾时呼气，后倾时用力吸气。

08:15

Step 14 »
石磨姿势
⏱ 1分钟 💪 强化腹部

20
坐在垫子上，双腿伸直，双手交叉，双臂伸直，放置在肚脐高度。

21
吸气 上半身前倾，向左侧画圆，呼气 回到原位。重复 10 次后反方向重复。

« Step 15
抱膝，后躺起身
⏱ 40秒 💪 放松腰部

吸气 上半身后倾，至头部着地，呼气 腹肌用力回到原位，重复10 次。

23

22
坐在地面上，双膝弯曲立起，双手紧抱双膝。

08:55

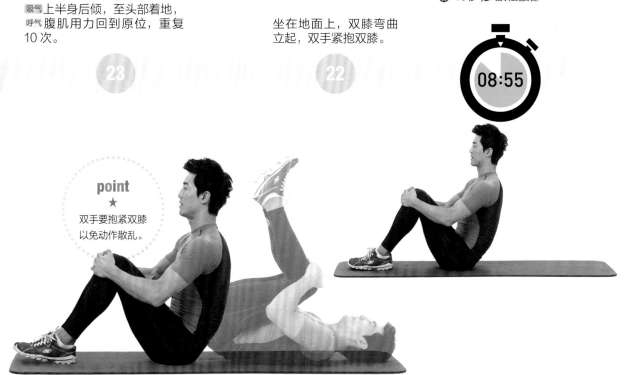

point
★
双手要抱紧双膝以免动作散乱。

10 分钟
家庭健身

第 **4** 阶段

全身运动
Step 1~6

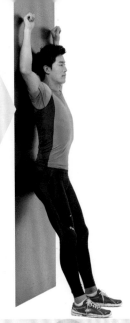
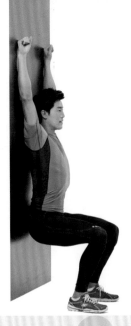
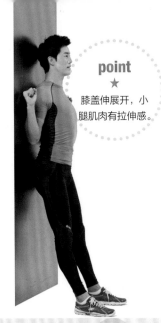

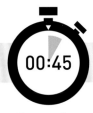

00:45

Step 1 »

靠墙拉伸

⏱45秒 💪强化大腿 · 背部

① 臀部、肩部和头部贴于墙壁，手肘贴住墙壁上拉。双脚离墙壁一步距离，双脚分开与肩同宽。

② 吸气臀部不要离开墙壁，慢慢向下坐。同时手臂自然上移。

③ 呼气起身，同时手肘弯曲向下拉伸，重复10次。

point
★
膝盖伸展开，小腿肌肉有拉伸感。

« Step 6

调整呼吸

⏱ 10秒

吸气双臂伸展开，呼气双臂向前伸。重复5次。

10

吸气保持3秒后上半身90°前倾，呼气保持2秒后上半身直立。重复10次。

02:45

9

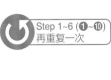
Step 1~6 (①~⑩)
再重复一次

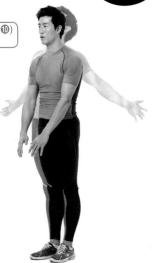

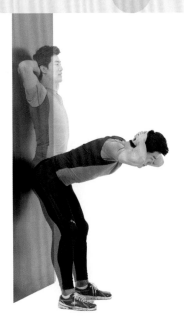

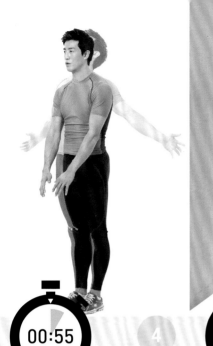

00:55

④

Step 2 »
调整呼吸
⏱ 10秒

吸气双臂伸展开，呼气双臂向前伸。重复5次。

01:40

⑤

Step 3 »
反作用力
俯卧撑
⏱ 45秒 💪 强化胸部·肩部

面对墙壁站立，双臂平伸，指尖离墙壁约20厘米，双脚并拢。

⑥

吸气上半身慢慢向墙壁倾斜，直至面部靠近墙壁，呼气利用反作用力，身体回到原位。重复10次。

« Step 5
靠墙说早安
⏱ 45秒 💪 强化背部·腰部

« Step 4
调整呼吸
⏱ 10秒

背对墙壁站立，双脚分开，与肩同宽，背部和臀部贴墙。双手交叉放于头部后方。

02:35

01:50

⑧

⑦

吸气双臂伸展开，呼气双臂向前伸。重复5次。

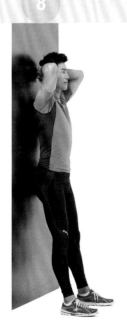

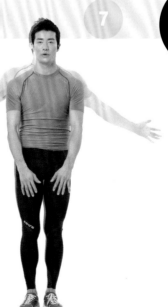

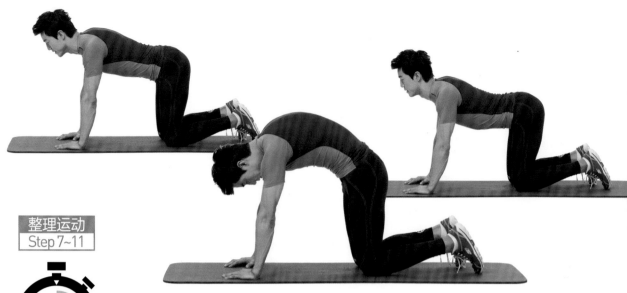

06:30

11
双膝跪地，双手支撑地面。

12
吸气 目视肚脐位置，背部慢慢拱起，保持 5 秒。

13
呼气 慢慢伸展背部，腰部靠近地面，目视前方。重复 5 次。

Step 7 »

猫姿势

⏱ 1分钟 💪 放松腰部，强化腹部

19
平躺，双腿抬起，膝盖稍弯曲。双臂抬起与地面呈直角。快速抖动手脚。重复 1 分钟。

« Step 11

毛细血管运动

⏱ 1分钟 💪 刺激毛细血管，促进血液循环

09:40

18
吸气 平躺，双手抱住左膝，呼气 向胸部靠拢，保持 5 秒。重复 2 次后反方向重复。

« Step 10

平躺，单腿拉伸

⏱ 30秒 💪 放松大腿

08:40

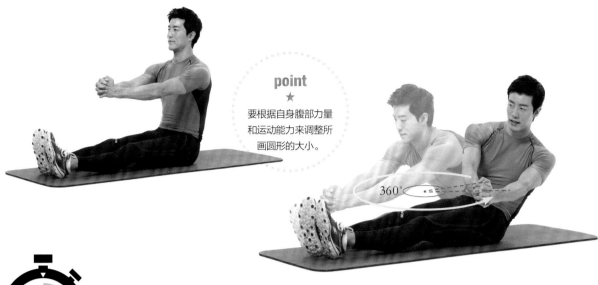

point
★
要根据自身腹部力量
和运动能力来调整所
画圆形的大小。

360°

07:30

Step 8 »

石磨姿势

🕐1分钟 💪强化腹部

(14) 坐在垫子上，双腿伸直，双手交叉，双臂伸直，放置在肚脐高度。

(15) 吸气上半身前倾，向左侧画圆，呼气回到原位。重复10次后反方向重复。

« Step 9

抱膝，后躺起身

🕐40秒 💪放松腰部

(17) 吸气上半身后倾，至头部着地，呼气腹肌用力回到原位，重复10次。

(16) 坐在地面上，双膝弯曲立起，双手紧抱双膝。

08:10

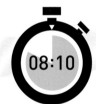

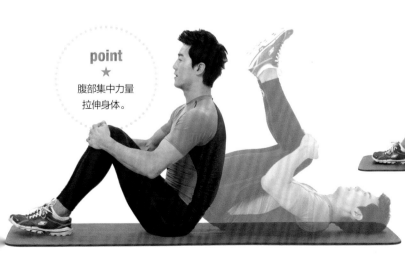

point
★
腹部集中力量
拉伸身体。

星期二·星期五

2·5day

利用墙壁减掉小肚腩

消耗热量：**239kcal**

使用器具：墙壁

运动部位：腹部

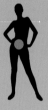

水桶身材的罪魁祸首是"小肚腩"，2·5day 里，将介绍把平时经常凸出来的小肚腩变成性感腹部的运动。

10 分钟家庭健身

第 **1** 阶段

准备运动
Step 1~4

00:45

Step 1 »

推墙提升胸部

⏱45秒 💪放松颈部·胸部·肩部

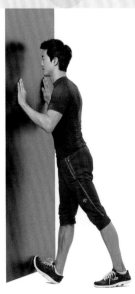

臀部、背部和头部靠在墙壁上，双脚离墙壁一脚宽，手臂呈直角弯曲靠在墙壁上。

1

« Step 5

踩踏墙壁

⏱1分30秒 💪强化腹部·大腿

平躺，双腿呈直角弯曲支撑在墙壁上。脚掌快速踩踏墙壁。重复100次。

9

point
★
利用腹部和大腿的肌肉轻缓而快速地踩踏墙壁。

03:45

有氧运动
Step 5~13

呼气 上半身向墙壁靠近，保持 10 秒后换反方向重复。

8

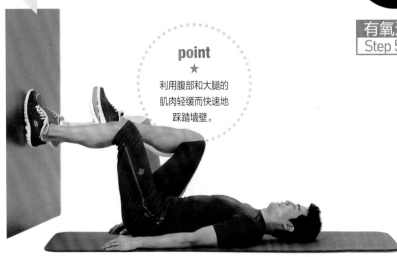

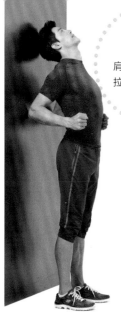

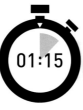

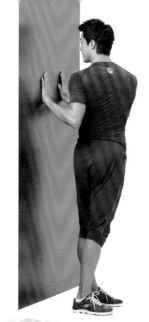

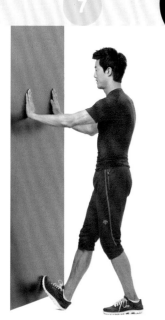

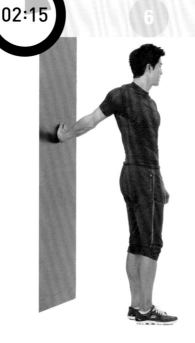

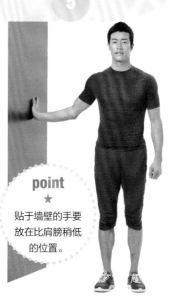

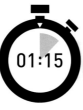

point
★
肩部最大限度向后拉伸，让肩胛骨产生聚拢感。

2

01:15

吸气手肘推墙，肩膀最大程度地向后倾。保持3秒后呼气回到原位。重复4次。

Step 2 »
腰部扭转
⏱30秒 💪腰部伸展运动

3

背对墙壁站立，手掌抬至胸前。呼气下半身保持不动，上半身向右侧转，手掌贴于墙壁。

4

呼气利用反作用力，上半身向左侧转，手掌贴于墙壁。重复10次。

« Step 3
单手撑墙，拉伸肩部
01:55
⏱40秒
💪肩部·胸部伸展运动

« Step 4
蹬墙拉伸小腿
⏱20秒 💪小腿伸展运动

右脚尖触碰墙壁，手掌举至胸部高度，贴于墙壁。

02:15

呼气上半身慢慢向左侧转，保持10秒后换反方向重复。该组动作重复2次。

呼气右手掌贴墙。

7

6

5

point
★
贴于墙壁的手要放在比肩膀稍低的位置。

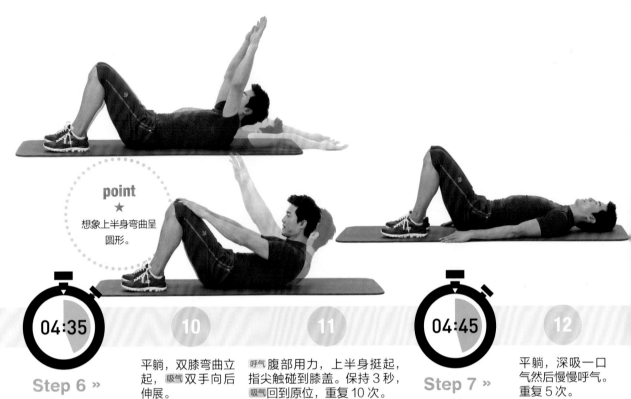

point
★
想象上半身弯曲呈圆形。

04:35　　**10**　　**11**　　**04:45**　　**12**

Step 6 »

双臂伸展仰卧起坐

⏱ 50秒　💪 强化上腹部

平躺，双膝弯曲立起，吸气 双手向后伸展。

呼气 腹部用力，上半身挺起，指尖触碰到膝盖。保持3秒，吸气 回到原位，重复10次。

Step 7 »

调整呼吸

⏱ 10秒

平躺，深吸一口气然后慢慢呼气。重复5次。

« Step 13

靠墙抬腿

⏱ 2分钟
💪 放松小腿·大腿

平躺，臀部贴近墙壁，双腿伸直靠在墙壁上，保持2分钟。

呼气 臀部、腰部、背部慢慢抬起，直到膝盖与肩部呈直线。吸气 背部慢慢回到地面。呼气 在臀部着地前再次抬起，重复10次。

« Step 12

臀部力量举

⏱ 1分钟
💪 强化腹部·臀部

平躺，双膝弯曲立起。

22　　**09:45**　　**21**　　**20**　　**07:45**

Tip 在做臀部抬升的动作的时候，括约肌用力，以强化骨盆和腰部肌肉。

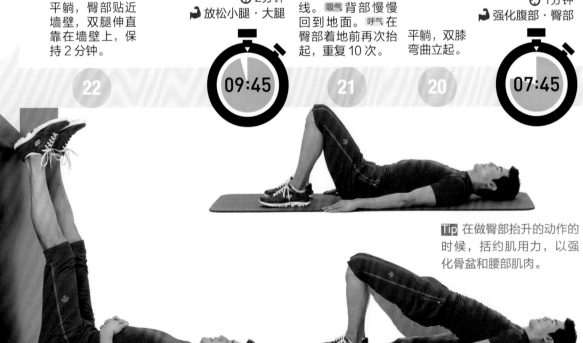

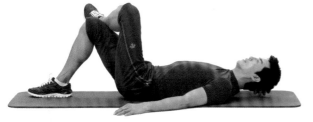

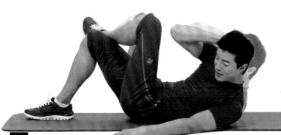

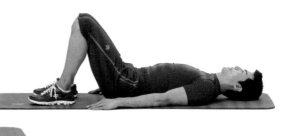

 05:45

13 平躺，双膝弯曲立起，左腿架在右膝上。右手支撑头部。

14 ᵁᵁ下半身保持不动，扭转上半身，右手肘靠近左膝。ᵁᵁ回到原位，重复10次后换反方向重复。

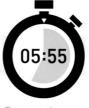 **05:55**

15 平躺，深吸一口气然后慢慢呼气。重复5次。

Step 8 »

单脚架起仰卧起坐

⏱1分钟 💪强化腹部侧面肌肉

Step 9 »

调整呼吸

⏱10秒

« Step 10

平躺，触碰脚尖

 06:25

⏱30秒 💪强化腹部

« Step 11

腰部伸展运动

⏱20秒 💪放松肋部

19 ᵁᵁ上半身保持不动，双膝转向左侧地面。保持10秒后换反方向重复。

18 平躺，双膝弯曲立起。

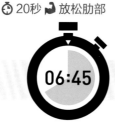 **06:45**

17 ᵁᵁ上半身向上抬，双手触碰脚尖，ᵁᵁ上半身下落。重复10次。

16 平躺，双臂和双腿抬起，与地面垂直。

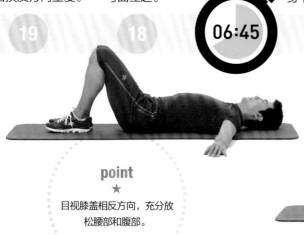

point
★
目视膝盖相反方向，充分放松腰部和腹部。

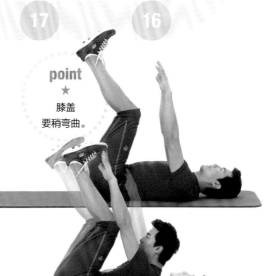

point
★
膝盖要稍弯曲。

10 分钟
家庭健身

第 **2** 阶段

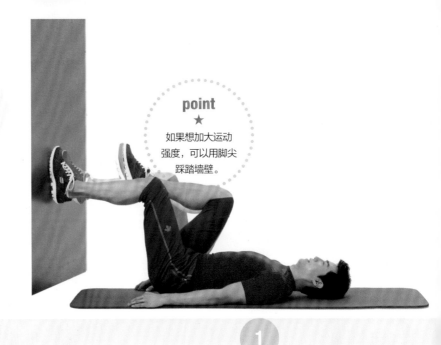

point
★
如果想加大运动强度，可以用脚尖踩踏墙壁。

01:30

Step 1 »
踩踏墙壁

⏱ 1分30秒 💪 强化腹部·大腿

平躺，双腿呈直角弯曲支撑在墙壁上。脚掌快速踩踏墙壁。重复 100 次。

全身运动
Step1~9

« **Step 7**
腰部
伸展运动
⏱ 20秒 💪 放松肋部

« **Step 6**
平躺，
触碰脚尖
⏱ 30秒 💪 强化腹部

呼气 上半身保持不动，双膝转向左侧地面。保持 10 秒后换反方向重复。

平躺，双膝弯曲立起。

呼气 上半身向上抬，双手触碰脚尖，吸气 上半身下落。重复 10 次。

平躺，双臂和双腿抬起，与地面垂直。

11 **10** **04:30** **9** **8** **04:10**

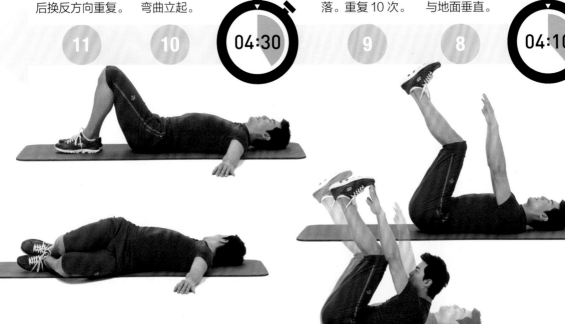

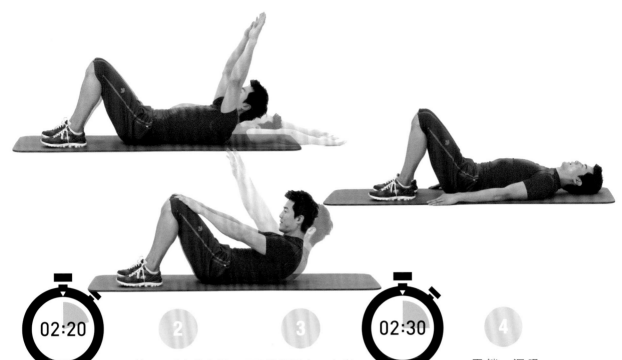

 02:20

Step 2 »

双臂伸展
仰卧起坐

⏱ 50秒　💪 强化上腹部

 2

平躺，双膝弯曲立起，
[吸气]双手向后伸展。

3

[呼气]腹部用力，上半
身挺起，指尖触碰到
膝盖。保持3秒，
[吸气]回到原位，重复
10次。

 02:30

Step 3 »

调整呼吸

⏱ 10秒

4

平躺，深吸
一口气然后
慢慢呼气。
重复5次。

« Step 4

单脚架起仰卧起坐

⏱ 1分钟　💪 强化腹部侧面肌肉

03:30

« Step 5

调整呼吸

⏱ 10秒

平躺，深吸一口
气然后慢慢呼
气。重复5次。

7

03:40

[呼气]下半身保持不动，
扭转上半身，右手肘
靠近左膝。[吸气]回到原
位，重复10次后换反
方向重复。

6

平躺，双膝弯曲立
起，左腿架在右膝
上。右手支撑头部。

5

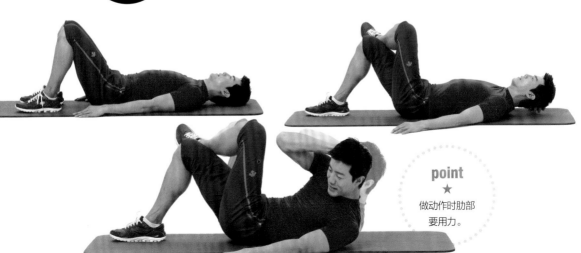

point
★
做动作时肋部
要用力。

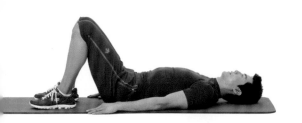

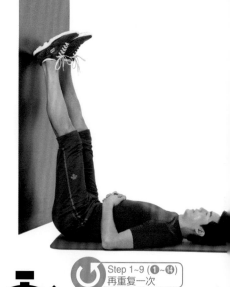

Step 1~9 (①~⑭)
再重复一次

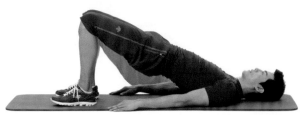

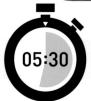

05:30

⑫

平躺，双膝
弯曲立起。

⑬

呼气臀部、腰部、背部慢慢
抬起，直到膝盖与肩部呈直
线。吸气背部慢慢回到地面。
呼气在臀部着地前再次抬起，
重复 10 次。

Step 8 »

臀部力量举

⏱ 1分钟 💪 强化腹部·臀部

06:30

⑭

平躺，臀部靠近
墙壁，双腿伸直
靠在墙壁上，保
持 1 分钟。

Step 9 »

靠墙抬腿

⏱ 1分钟 💪 放松小腿·大腿

« Step 4

单脚架起
仰卧起坐

⏱ 1分钟 💪 强化腹部侧面肌肉

« Step 5

调整呼吸

⏱ 10秒

平躺，深吸
一口气然后
慢慢呼气。
重复 5 次。

呼气下半身保持不
动，扭转上半身，
右手肘靠近左膝。
吸气回到原位，重
复 10 次后换反方
向重复。

平躺，双膝弯曲
立起，左腿架在
右膝上。右手支
撑头部。

⑦

03:40

⑥

⑤

03:30

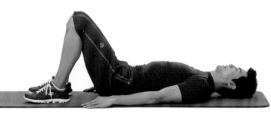

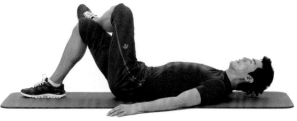

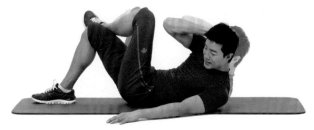

10分钟 家庭健身

第 ❸ 阶段

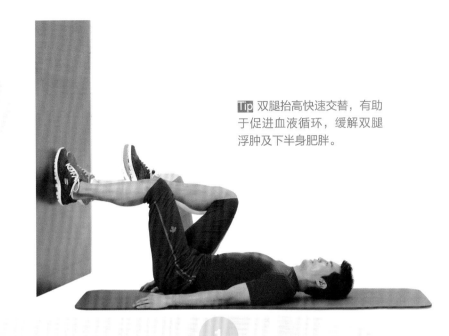

Tip 双腿抬高快速交替，有助于促进血液循环，缓解双腿浮肿及下半身肥胖。

全身运动
Step1~9

01:30

Step 1 »

踩踏墙壁

⏱ 1分30秒 💪 强化腹部·大腿

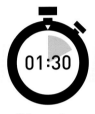

① 平躺，双腿呈直角弯曲支撑在墙壁上。用脚掌快速踩踏墙壁。重复100次。

Step 2 »
双臂伸展仰卧起坐
02:20
⏱ 50秒 💪 强化上腹部

« Step 3
调整呼吸
⏱ 10秒
02:30

平躺，深吸一口气然后慢慢呼气。重复5次。

^{呼气}腹部用力，上半身挺起，指尖触碰到膝盖。保持3秒，^{吸气}回到原位，重复10次。

平躺，双膝弯曲立起，^{吸气}双手向后伸展。

④

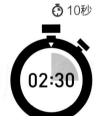

③

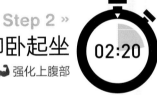

②

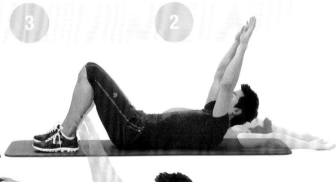

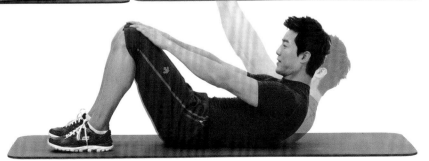

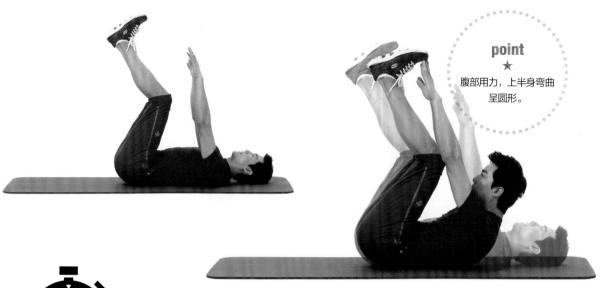

point
★
腹部用力，上半身弯曲
呈圆形。

04:10

8

平躺，双臂和双腿
抬起，与地面垂直。

9

呼气 上半身向上抬，双手触碰脚
尖，吸气 上半身下落。重复 10 次。

Step 6 »

平躺，触碰脚尖

⏱ 30秒 💪 强化腹部

« Step 1

踩踏墙壁

⏱ 1分30秒 💪 强化腹部・大腿

平躺，双腿呈直角弯曲支
撑在墙壁上。脚掌快速踩
踏墙壁。重复 100 次。

1

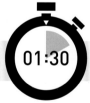

01:30

全身运动
Step 1~9

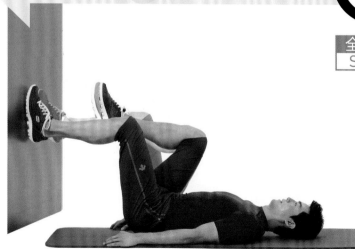

**10 分钟
家庭健身**

第 **4** 阶段

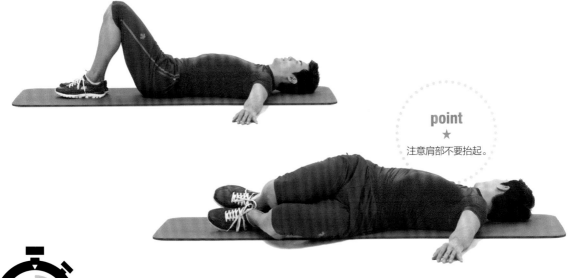

04:30

Step 7 »

腰部伸展运动

⏱ 20秒 💪 放松肋部

10

平躺，双膝弯曲立起。

11

呼气上半身保持不动，双膝转向左侧地面。保持 10 秒后换反方向重复。

« Step 8

臀部力量举

05:30

⏱ 1分钟 💪 强化腹部·臀部

« Step 9

靠墙抬腿

⏱ 1分钟 💪 放松小腿·大腿

平躺，臀部靠近墙壁，双腿伸直靠在墙壁上，保持 1 分钟。

06:30

呼气臀部、腰部、背部慢慢抬起，直到膝盖与肩部呈直线。吸气背部慢慢回到地面。呼气在臀部着地前再次抬起，重复 10 次。

平躺，双膝弯曲立起。

14

Step 1~9 (❶~⓮)
再反复一次

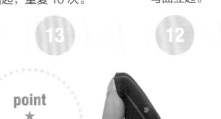

point
★
双脚离臀部一掌的距离。

13

12

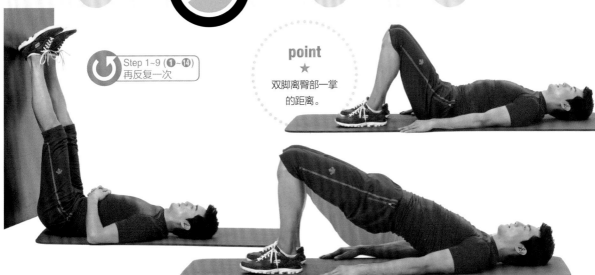

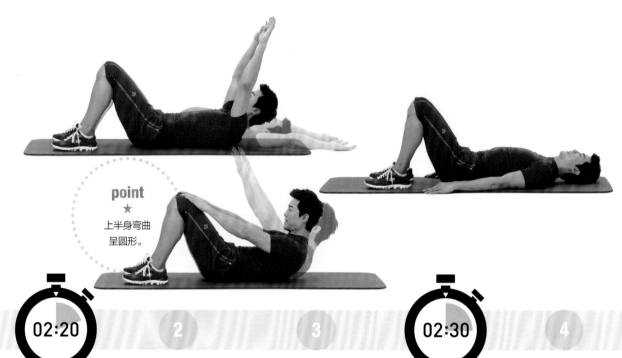

point
★
上半身弯曲
呈圆形。

02:20

2

Step 2 »

双臂伸展
仰卧起坐

⏱ 50秒 💪 强化上腹部

平躺，双膝弯曲
立起，^{吸气}双手向
后伸展。

3

^{呼气}腹部用力，上半身
挺起，使指尖触碰到膝
盖。保持3秒，^{吸气}回
到原位，重复10次。

02:30

Step 3 »

调整呼吸

⏱ 10秒

4

平躺，深吸
一口气然后
慢慢呼气。
重复5次。

---

^{呼气}上半身保持不动，双
膝转向左侧地面。保持
10秒后换反向重复。

平躺，双膝弯曲立起。

« Step 7

腰部伸展运动

⏱ 20秒 💪 放松肋部

11

10

04:30

point
★
腰部和肩部不要
用力。

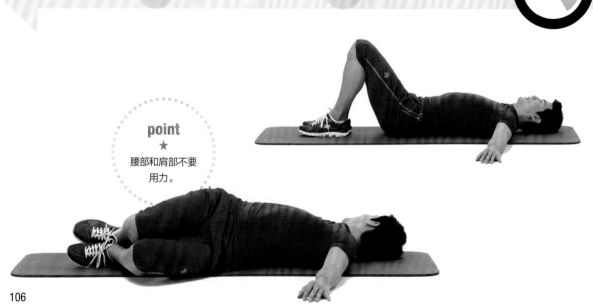

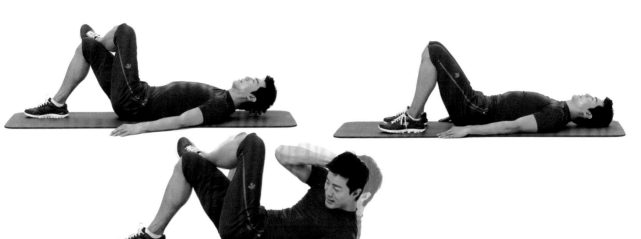

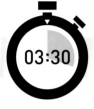 03:30

5

平躺，双膝弯曲立起，左腿架在右膝上。右手支撑头部。

6

呼气下半身保持不动，扭转上半身，右手肘靠近左膝。吸气回到原位，重复10次后换反方向重复。

Step 4 »

单脚架起
仰卧起坐

⏱ 1分钟 💪 强化腹部侧面肌肉

03:40

Step 5 »

调整呼吸

⏱ 10秒

7

平躺，深吸一口气然后慢慢呼气。重复5次。

« **Step 6**

平躺，触碰脚尖

⏱ 30秒 💪 强化腹部

呼气上半身向上抬，双手触碰脚尖，吸气上半身下落。重复10次。

平躺，双臂和双腿抬起，与地面垂直。

9

8

04:10

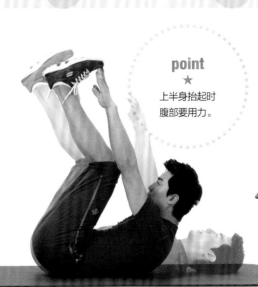

point
★
上半身抬起时腹部要用力。

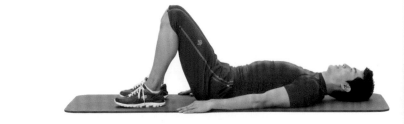
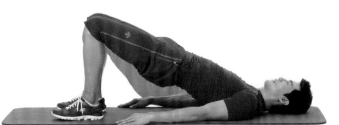
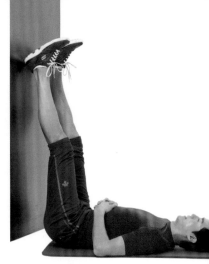

05:30 12 13 **06:30** 14

Step 8 »

臀部力量举

⏱ 1分钟
💪 强化腹部 · 臀部

平躺，双膝弯曲立起。

呼气 臀部、腰部、背部慢慢抬起，直到膝盖与肩部呈直线。吸气 背部慢慢回到地面。呼气 在臀部着地前再次抬起，重复 10 次。

平躺，臀部靠近墙壁，双腿伸直靠在墙壁上，保持 1 分钟。

Step 9 »

靠墙抬腿

⏱ 1分钟 💪 放松小腿 · 大腿

« Step 14

按摩双脚

⏱ 40秒 💪 脚掌指压

« Step 13

按摩膝盖、大腿

⏱ 40秒 💪 大腿指压

双手抱住一只脚，用拇指按压脚掌 40 秒。

坐在地面上，一只腿伸直，双手握拳，按压膝盖和大腿 40 秒。

19 **09:50** 18 **09:10**

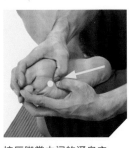
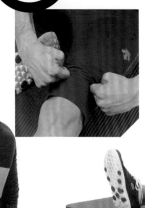
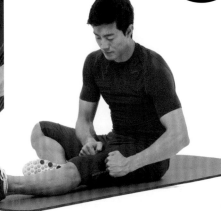

按压脚掌中间的涌泉穴，可以缓解疲劳。

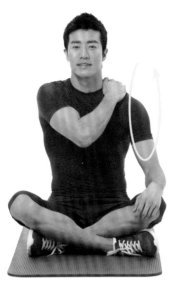

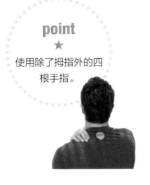

point
★
使用除了拇指外的四根手指。

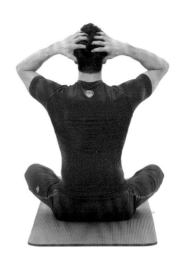

整理运动
Step10~14

07:10

15

按摩肩部的同时，肩部向前旋转。重复 20 次后换另一侧肩膀重复。

Step 10 »
按摩肩部
⏱ 40秒 💪 肩部指压

07:50

16

双手抱头，用拇指按压颈部后面凹陷处 40 秒。

Step 11 »
按摩颈部
⏱ 40秒 💪 颈部指压

« Step 12
按摩小腿
⏱ 40秒 💪 小腿指压

坐在地面上，左膝立起。拇指放在小腿后侧，另外四指抓住小腿侧面肌肉，从下向上按压 40 秒。

08:30

17

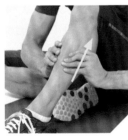

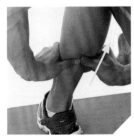

Tip 指压按摩有助于排除代谢废物。经常穿高跟鞋和束腿丝袜的女性，最好在足浴、半身浴时做。

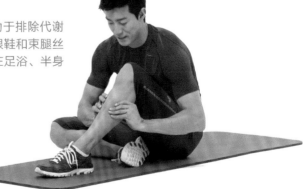

星期三·星期六

3·6day

体内脂肪暴风速减

消耗热量：**298kcal**

使用器具：墙壁

运动部位：上·下半身

在 3·6day 里将介绍能有效减掉身体赘肉的高强度运动。配合按摩放松肌肉，能收到更好的运动效果。

10 分钟家庭健身

第 ❶ 阶段

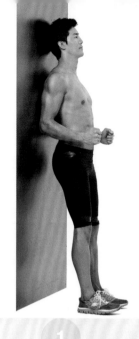

准备运动
Step1~4

00:45

Step 1 »

推墙提升胸部

⏱ 45秒 💪 放松颈部·胸部·肩部

臀部、背部和头部靠在墙壁上，双脚离墙壁一脚宽，手臂呈直角弯曲靠在墙壁上。

« Step 5

侧跨步 Ⅰ

⏱ 1分 💪 强化肋部·手臂后侧

吸气 回到原位，反方向重复。该组动作重复 20 次。

呼气 左脚向左伸出，同时左肘向右侧转动。

双拳并拢，举至胸前。

03:15

有氧运动
Step 5~9

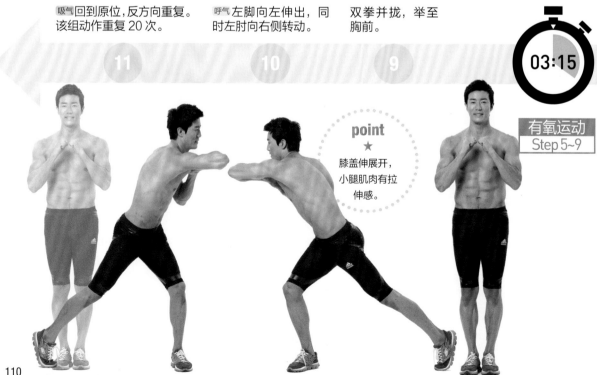

point
★
膝盖伸展开，小腿肌肉有拉伸感。

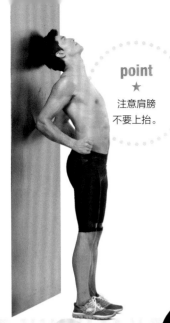

2

吸气手肘推墙，肩膀最大程度地向后倾。保持3秒后呼气回到原位。重复4次。

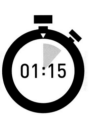

01:15

Step 2 »

腰部扭转

⏱30秒 💪腰部伸展运动

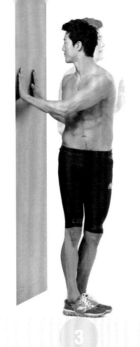

3

背对墙壁站立，手掌抬至胸前。呼气下半身保持不动，上半身向右侧转，手掌贴于墙壁。

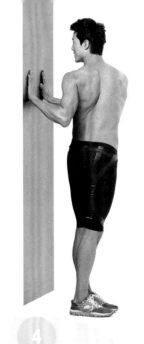

4

呼气利用反作用力，上半身向左侧转，手掌贴于墙壁。重复10次。

« Step 3

单手撑墙，拉伸肩部

⏱40秒 💪肩部、胸部伸展运动

01:55

« Step 4

蹬墙拉伸小腿

⏱20秒 💪小腿伸展运动

呼气上半身向墙壁靠近，保持10秒后换反方向重复。

右脚尖触碰墙壁，手掌举至胸部高度，贴于墙壁。

02:15

呼气上半身慢慢向左侧转，保持10秒后换反方向重复。该组动作重复2次。

吸气右手掌贴墙。

8

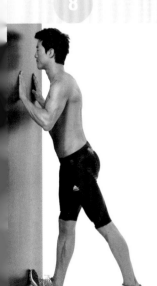

7

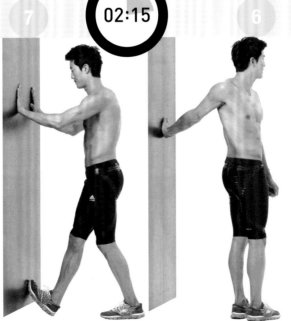

6

5

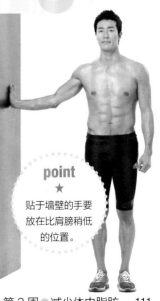

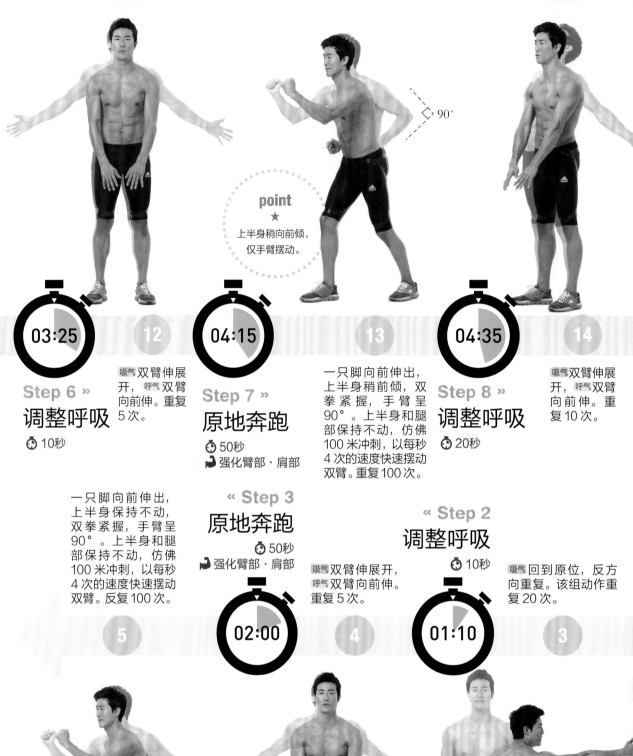

point
★
上半身稍向前倾，
仅手臂摆动。

`03:25` ⑫

Step 6 »
调整呼吸
⏱ 10秒

^{吸气}双臂伸展开，^{呼气}双臂向前伸。重复5次。

`04:15` ⑬

Step 7 »
原地奔跑
⏱ 50秒
💪 强化臂部·肩部

一只脚向前伸出，上半身稍前倾，双拳紧握，手臂呈90°。上半身和腿部保持不动，仿佛100米冲刺，以每秒4次的速度快速摆动双臂。重复100次。

`04:35` ⑭

Step 8 »
调整呼吸
⏱ 20秒

^{吸气}双臂伸展开，^{呼气}双臂向前伸。重复10次。

一只脚向前伸出，上半身保持不动，双拳紧握，手臂呈90°。上半身和腿部保持不动，仿佛100米冲刺，以每秒4次的速度快速摆动双臂。反复100次。

⑤

« Step 3
原地奔跑
⏱ 50秒
💪 强化臂部·肩部

`02:00` ④

^{吸气}双臂伸展开，^{呼气}双臂向前伸。重复5次。

« Step 2
调整呼吸
⏱ 10秒

`01:10` ③

^{吸气}回到原位，反方向重复。该组动作重复20次。

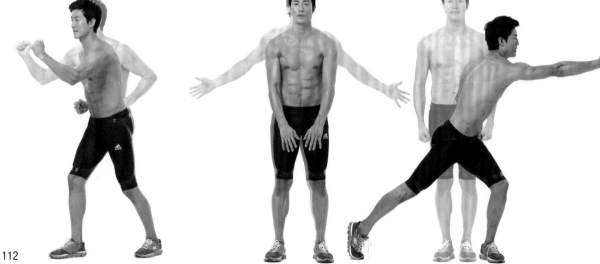

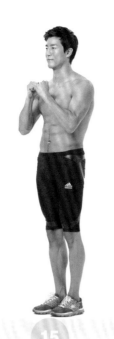
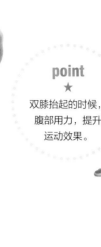
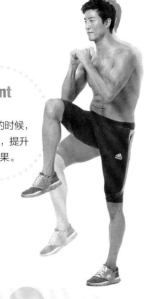

point
★
双膝抬起的时候，腹部用力，提升运动效果。

05:35

15 双拳紧握，举至胸前。

16 呼气左膝抬至腰部高度。

17 吸气回到原位，反方向重复。该组动作重复 30 次。

Step 9 »

抬膝踏步

⏱ 1分钟 💪 强化下腹部

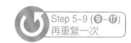
Step 5~9 (9~17) 再重复一次

« Step 1

侧跨步 Ⅱ

⏱ 1分钟 💪 强化肋部·手臂后侧

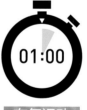
01:00

有氧运动
Step 1~6

呼气左脚向侧面伸出，左臂举起向右侧转体。

2

站立，双臂自然放松。

1

point
★
注意手肘不要弯曲。

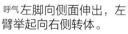
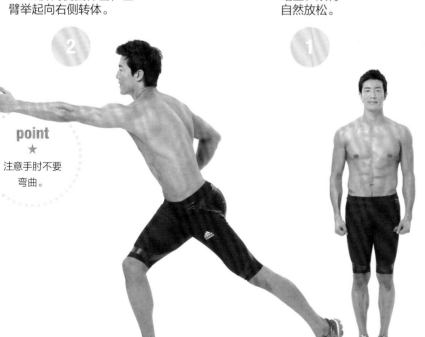

10分钟
家庭健身

第 **2** 阶段

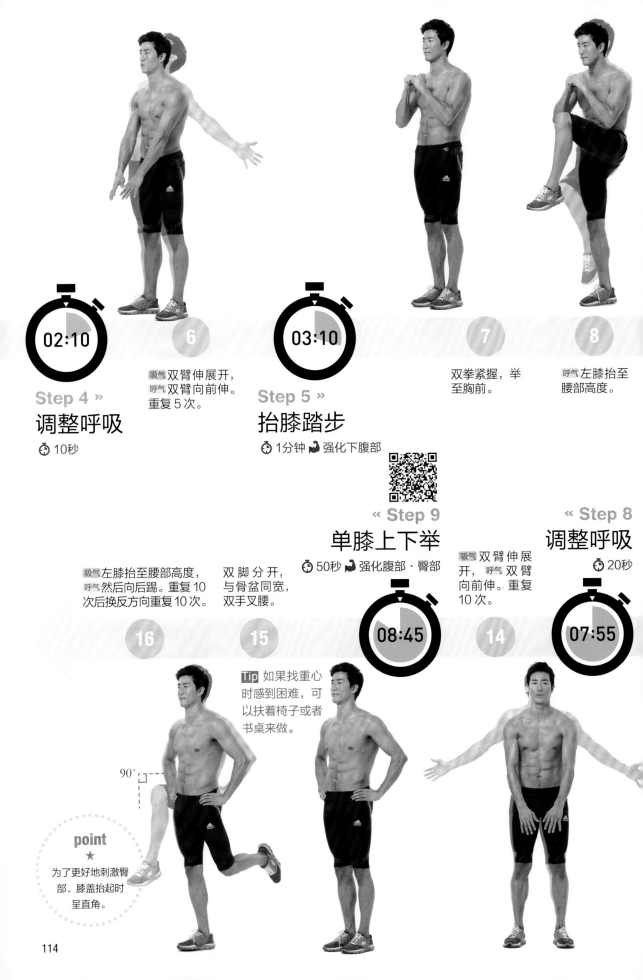

02:10 ⑥

Step 4 »
调整呼吸
⏱ 10秒

吸气双臂伸展开，呼气双臂向前伸。重复5次。

03:10

Step 5 »
抬膝踏步
⏱ 1分钟 💪强化下腹部

⑦ 双拳紧握，举至胸前。

⑧ 呼气左膝抬至腰部高度。

« Step 9
单膝上下举
⏱ 50秒 💪强化腹部·臀部

08:45

« Step 8
调整呼吸
⏱ 20秒

吸气双臂伸展开，呼气双臂向前伸。重复10次。

07:55

吸气左膝抬至腰部高度，呼气然后向后踢。重复10次后换反方向重复10次。 ⑯

双脚分开，与骨盆同宽，双手叉腰。 ⑮

Tip 如果找重心时感到困难，可以扶着椅子或者书桌来做。

⑭

90°

point
★
为了更好地刺激臀部，膝盖抬起时呈直角。

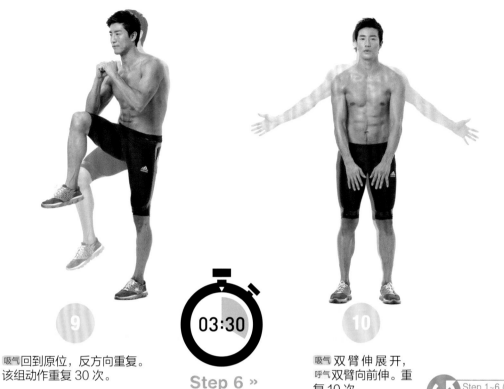

吸气 回到原位，反方向重复。
该组动作重复 30 次。

03:30

Step 6 »

调整呼吸

⏱ 20秒

吸气 双臂伸展开，
呼气 双臂向前伸。重复 10 次。

Step 1~6 (❶~❿)
再重复一次

« Step 7

开合跳，蹲坐

⏱ 35秒 💪 强化大腿内侧·臀部

呼气 跳起，双脚稍并拢，
双臂自然落下。该组动作
重复 30 次。

吸气 慢慢下蹲，同时双臂
向上举起。

双脚分开，稍宽于肩，
双臂伸展开。

07:35

全身运动
Step 7~12

point
★
要使用大腿
内侧肌肉。

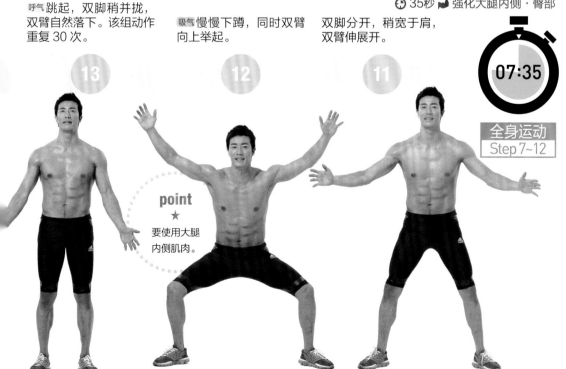

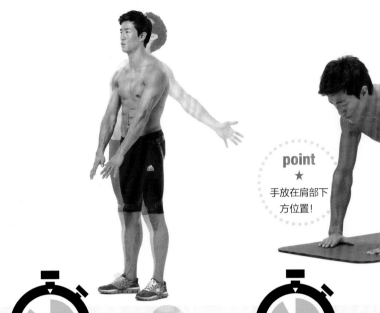

point
★
手放在肩部下方位置！

08:55　　17

吸气双臂伸展开，呼气双臂向前伸。重复5次。

Step 10 »

调整呼吸

⏱ 10秒

09:45　　18

俯身，用双手和膝盖支撑地面。

Step 11 »

单手俯卧撑

⏱ 50秒　💪 强化胸部·肩部

一只脚向前伸出，上半身保持不动，双拳紧握，手臂呈90°。上半身和腿部保持不动，仿佛100m冲刺，以每秒4次的速度快速摆动双臂。重复100次。

« Step 3

原地奔跑

⏱ 50秒
💪 强化臂部·肩部

吸气双臂伸展开，呼气双臂向前伸。重复5次。

« Step 2

调整呼吸

⏱ 10秒

吸气回到原位，换反方向重复。该组动作重复20次。

5　　**02:00**　　4　　**01:10**　　3

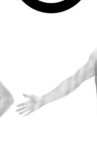

point
★
双拳朝向天花板方向。

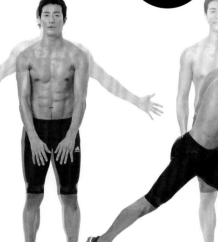

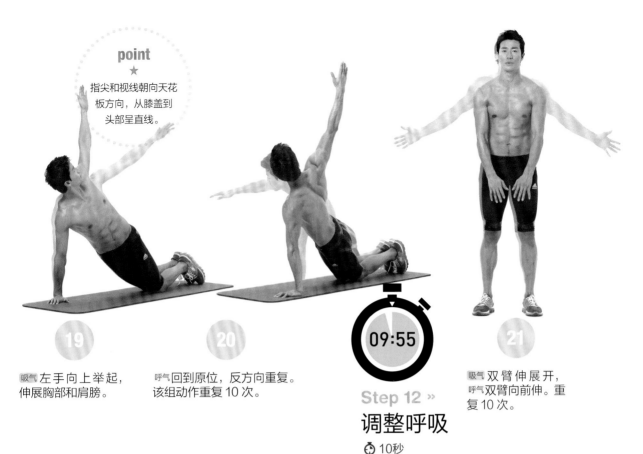

point
★
指尖和视线朝向天花
板方向，从膝盖到
头部呈直线。

19

吸气 左手向上举起，
伸展胸部和肩膀。

20

呼气 回到原位，反方向重复。
该组动作重复 10 次。

09:55

Step 12 »
调整呼吸
⏱ 10秒

21

吸气 双臂伸展开，
呼气 双臂向前伸。重
复 10 次。

« Step 1
侧跨步 II
⏱ 1分钟 💪 强化肋部·手臂后侧

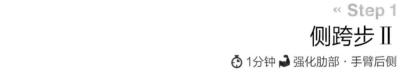

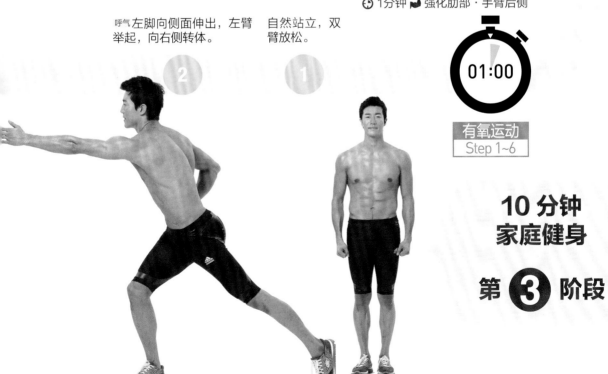

呼气 左脚向侧面伸出，左臂
举起，向右侧转体。

2

自然站立，双
臂放松。

1

01:00

有氧运动
Step 1~6

10 分钟
家庭健身

第 **3** 阶段

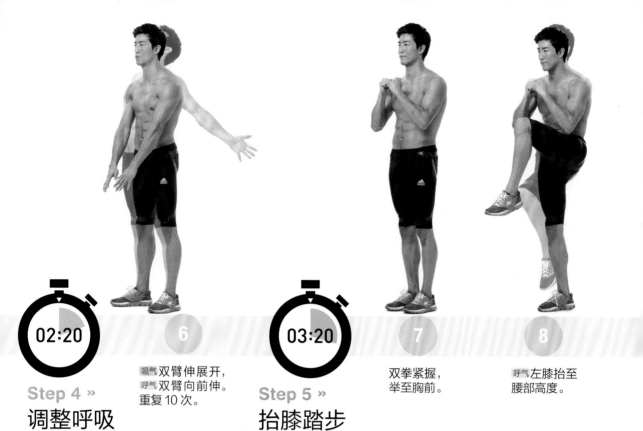

02:20

6

^{吸气}双臂伸展开，^{呼气}双臂向前伸。重复10次。

Step 4 »

调整呼吸

⏱ 20秒

03:20

7

双拳紧握，举至胸前。

8

^{呼气}左膝抬至腰部高度。

Step 5 »

抬膝踏步

⏱ 1分钟 💪 强化下腹部

---

^{吸气}左膝抬至腰部高度，^{呼气}然后向后踢。重复10次后换反方向重复10次。

双脚分开，与骨盆同宽，双手叉腰。

« Step 9

单膝上下举

⏱ 50秒 💪 强化腹部·臀部

05:15

^{吸气}双臂伸展开，^{呼气}双臂向前伸。重复10次。

« Step 8

调整呼吸

⏱ 20秒

04:25

16

15

14

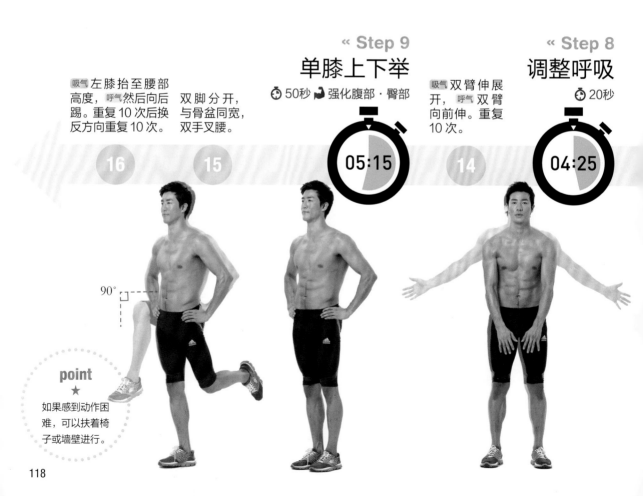

90°

point
★
如果感到动作困难，可以扶着椅子或墙壁进行。

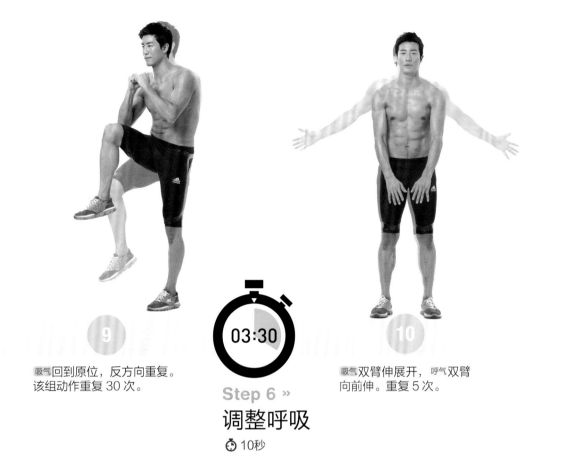

9

吸气回到原位，反方向重复。
该组动作重复 30 次。

03:30

Step 6 »

调整呼吸

⏱ 10秒

10

吸气双臂伸展开，呼气双臂
向前伸。重复 5 次。

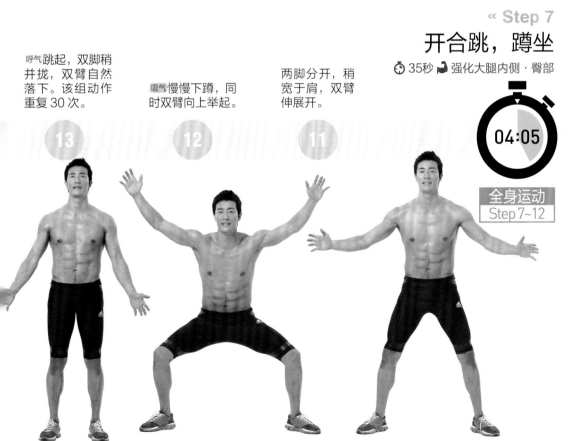

« Step 7

开合跳，蹲坐

⏱ 35秒 💪 强化大腿内侧·臀部

04:05

全身运动
Step 7~12

呼气跳起，双脚稍
并拢，双臂自然
落下。该组动作
重复 30 次。

13

吸气慢慢下蹲，同
时双臂向上举起。

12

两脚分开，稍
宽于肩，双臂
伸展开。

11

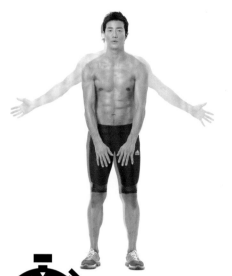

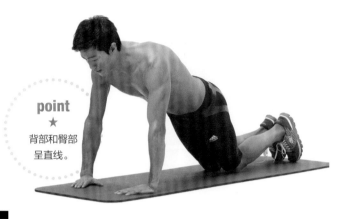

point
★
背部和臀部
呈直线。

05:25

17 吸气 双臂伸展开，呼气 双臂向前伸。重复5次。

Step 10 »
调整呼吸
⏱ 10秒

06:15

18 俯身，双手和膝盖支撑地面。

Step 11 »
单手俯卧撑
⏱ 50秒 💪 强化胸部·肩部

坐在地上，左膝立起。拇指放在小腿后侧，另外四指抓住小腿侧面肌肉，从下向上按压40秒。

« Step 15
按摩小腿
⏱ 40秒 💪 小腿指压

08:35

24

双手抱头，用拇指按压颈部后面凹陷处40秒。

« Step 14
按摩颈部
⏱ 40秒 💪 颈部指压

23

07:55

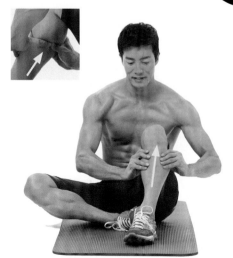

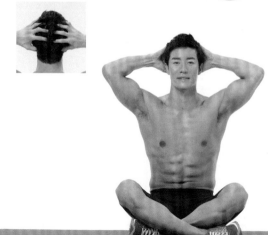

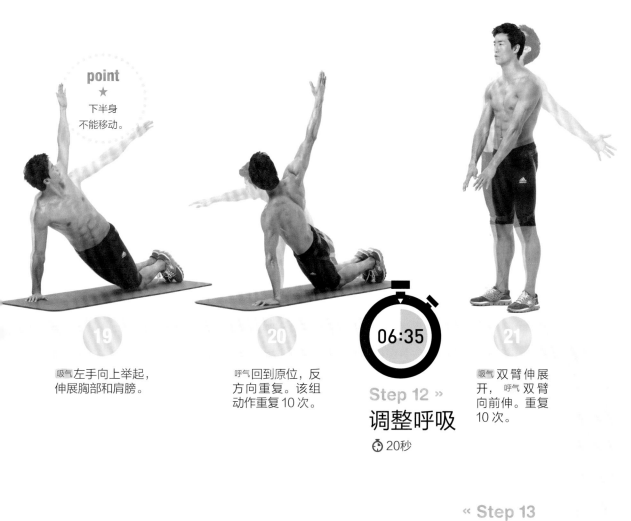

19

吸气左手向上举起，
伸展胸部和肩膀。

20

呼气回到原位，反
方向重复。该组
动作重复10次。

06:35

Step 12 »

调整呼吸

⏱ 20秒

21

吸气双臂伸展
开，呼气双臂
向前伸。重复
10次。

« Step 13

按摩肩部

⏱ 40秒 🖐 肩部指压

按摩肩部的同时，肩部向前旋转。
重复20次后换反方向重复。

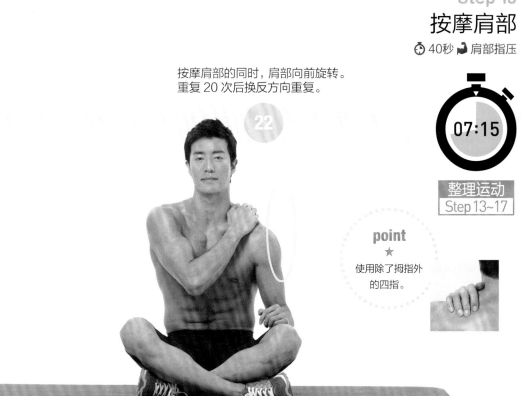

22

07:15

整理运动
Step 13~17

point
★
使用除了拇指外
的四指。

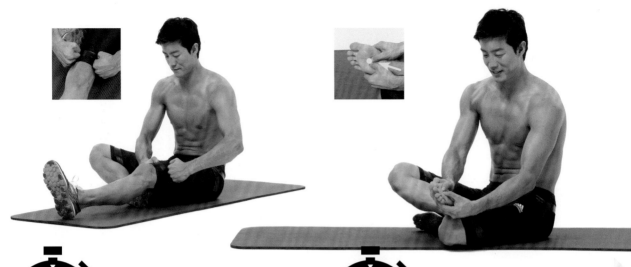

09:15 **25**

Step 16 »

按摩膝盖、大腿

⏱ 40秒 🖐 大腿指压

坐在地面上,一只腿伸直,双手握拳,按压膝盖和大腿40秒。

09:55 **26**

Step 17 »

按摩脚部

⏱ 40秒 🖐 脚掌指压

双手抱住一只脚,用拇指按压脚掌40秒。

« Step 4

调整呼吸

⏱ 10秒

7 **01:55** **6**

吸气 双臂伸展开,呼气 双臂向前伸。重复5次。

吸气 左膝抬至腰部高度,呼气 然后向后踢。重复10次后换反方向重复。

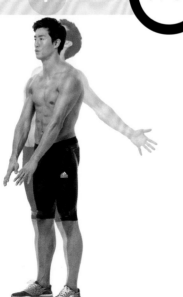

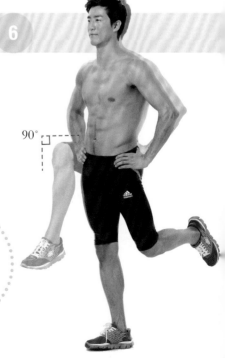

90°

point
★
要让臀部感受到力量。

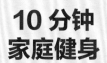

10 分钟
家庭健身

第 **4** 阶段

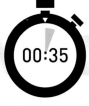

00:35

Step 1 »

开合跳，蹲坐

⏱ 35秒 💪 强化大腿内侧·臀部

① 两脚分开，稍宽于肩双臂伸展开。

② 吸气 慢慢下蹲，同时双臂向上举起。

③ 呼气 跳起，双脚稍并拢，双臂自然落下。该组动作重复30次。

« **Step 3**

单膝上下举

⏱ 50秒 💪 强化腹部·臀部

01:45

⑤ 双脚分开，与骨盆同宽，双手叉腰。

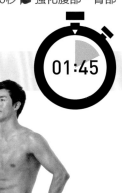

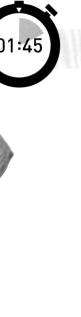

« **Step 2**

调整呼吸

⏱ 20秒

④ 吸气 双臂伸展开，呼气 双臂向前伸。重复 10 次。

00:55

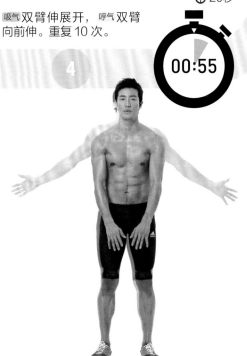

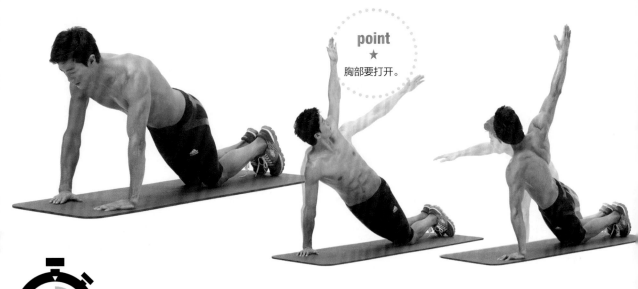

point
★
胸部要打开。

02:45

8 俯身，双手和膝盖支撑地面。

9 吸气左手向上举起，伸展胸部和肩膀。

10 呼气回到原位，反方向重复。该组动作重复 10 次。

Step 5 »

单手俯卧撑

⏱ 50秒 💪 强化胸部·肩部

« Step 11

按摩双脚

⏱ 40秒 💪 脚掌指压

双手抱住一只脚，用拇指按压脚掌40 秒。

16

09:30

15

« Step 10

按摩膝盖、大腿

⏱ 40秒 💪 大腿指压

坐在地面上，一只腿伸直，双手握拳，按压膝盖和大腿40秒。

08:50

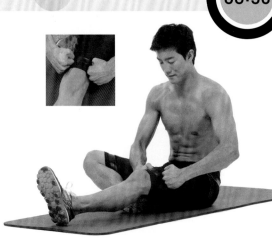

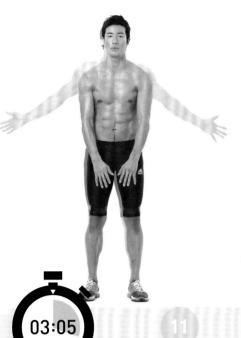

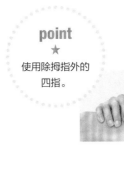

point
★
使用除拇指外的
四指。

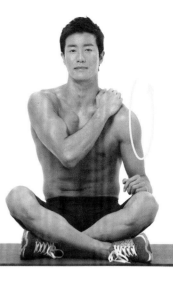

有氧运动
Step 7~11

03:05

11

^{吸气}双臂伸展开,
^{呼气}双臂向前伸。重
复 10 次。

Step 6 »

调整呼吸

⏱ 20秒

Step 1~6 (❶~⓫)
再重复一次

06:50

12

按摩肩部的同时,肩部向前旋
转。重复 20 次后换反方向重复。

Step 7 »

按摩肩部

⏱ 40秒 💪 肩部指压

« Step 9

按摩小腿

⏱ 40秒 💪 小腿指压

« Step 8

按摩颈部

⏱ 40秒 💪 颈部指压

坐在地面上,左膝立起。
拇指放在小腿后侧,另外
四指抓住小腿侧面肌肉,
从下向上按压 40 秒。

双手抱头,用拇指按压颈
部后面凹陷处 40 秒。

14

08:10

13

07:30

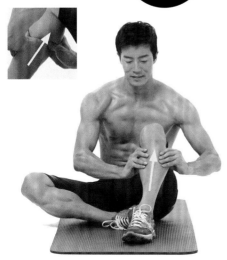

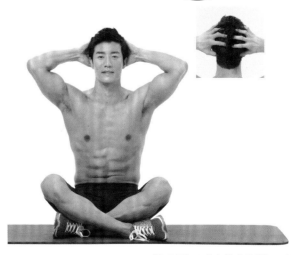

第 2 周减肥清单

来看看自己这一周的生活习惯吧!

第 2 周重点锻炼平时较少用到的肌肉,
即使感到全身肌肉疼痛,
也不要放弃。
没有苦痛就没有美丽。

No pain, no gain!

2nd. week
check list

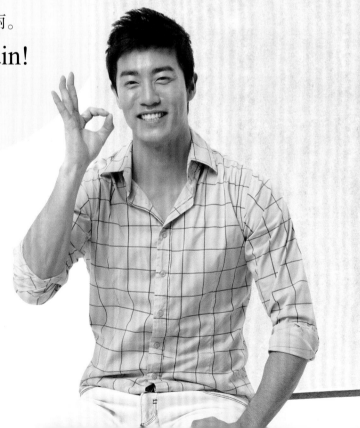

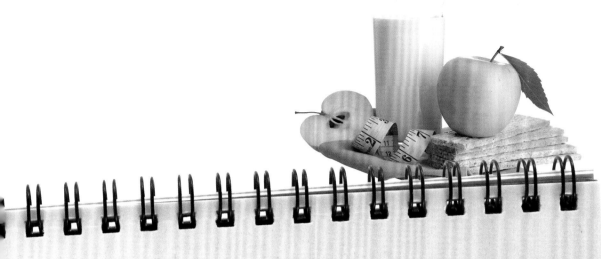

	总是 （每天）	经常 （每周 3 次以上）	偶尔 （每周 1~2 次）	从不 （每周 0 次）
你吃早餐吗？	10	7	4	0
每天的饮水量够 1L（约 5 杯）吗？	10	7	4	0
是在固定的时间睡觉吗？	10	7	4	0
饭后会散步 10 分钟吗？	10	7	4	10
你吃夜宵吗？	0	2	4	10
你喝酒吗？	0	2	4	0
每天 10 分钟的家庭健身第 1 阶段 完成了吗？	10	7	4	0
每天在相同的时间运动吗？	10	7	4	0
不乘电梯而走楼梯吗？	10	7	4	0
饭前吃水果吗？	10	7	4	分
合计				

回想这一周做的运动，记录下自己值得称赞和需要改善的地方吧。

_____

_____

_____

_____

3rd. week
打造各部位曲线

每天早上上班前，站在全身镜前观察自己，对自己身材感到满意的人有多少呢？肉肉的小臂、鼓鼓的腹部线条……无论是谁都有不满意的地方吧。第3周，将向大家介绍如何利用家中的简单道具来进行运动，让各位的体力更强，身材更完美。一起来打造美丽曲线吧！

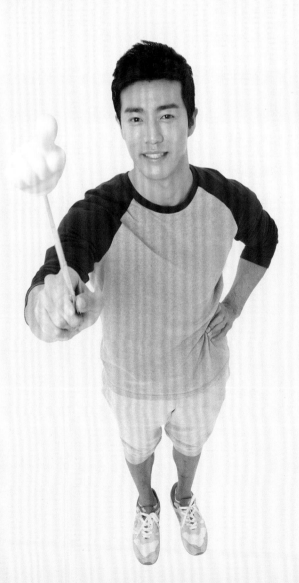

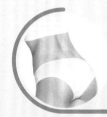

星期一 · 星期四
运动目标：活用丝袜减少体内脂肪

- 消耗热量：307kcal
- 使用器具：丝袜
- 运动部位：背部，大腿

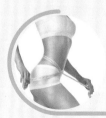

星期二 · 星期五
运动目标：打造腰腹曲线

- 消耗热量：302kcal
- 使用器具：丝袜，垫子
- 运动部位：肋部，腹部

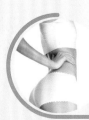

星期三 · 星期六
运动目标：打造臂部 · 腿部曲线

- 消耗热量：296kcal
- 使用器具：水瓶（哑铃）
- 运动部位：背部，大腿，臂部外侧

本周食谱

肌肉比率提升，体内脂肪就会减少，本周介绍的食谱将助你打造弹性身材

　　为了更好地吸收鸡蛋、鸡胸肉、金枪鱼、豆类（豆腐、豆奶等）、海鲜等富含优质蛋白质的食物，要多摄取富含维生素B的食物，如黄瓜、萝卜、番茄、洋葱、西蓝花、黄绿色蔬菜、蘑菇。

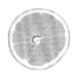

第3周食谱要点
早：鸡蛋（1个蛋黄）
中：海鲜类、豆腐、低脂牛奶
晚：鸡胸肉或瘦肉（猪肉、牛肉）

	早餐	午餐	零食	晚餐
星期一	3个蛋清做的炒蛋 1碗麦片粥 1杯脱脂牛奶	1块嫩豆腐 1个全麦三明治 1杯脱脂牛奶		1/2碗糙米饭 1块烤鸡胸肉 1大盘烤蔬菜（茄子、西蓝花、洋葱等）
星期二	2个煮蛋清 1块全麦吐司 1个苹果	1杯低脂拿铁 1个金枪鱼三明治 1个番茄 5个樱桃番茄	少许坚果 （25g，约10颗杏仁）	1/2碗糙米饭 3个蛋清做的蒸蛋羹 1大盘牛肉蘑菇酱罐头
星期三	3个蛋清做的煎蛋饼 1碗麦片粥 1杯脱脂酸奶	1杯豆奶（无糖） 1/2碗糙米饭 烤鸡胸肉&1大盘生菜包饭		1/2碗糙米饭 3个蛋清做的蒸蛋羹 1大盘牛肉蘑菇酱罐头
星期四	2个煮蛋清 1块全麦吐司 1杯番茄汁	1块嫩豆腐 1个鸡胸肉三明治 1杯低脂拿铁		1/2碗糙米饭 1大盘生鱼片&紫苏叶 1小盘蔬菜肠
星期五	3个蛋清做的西蓝花鸡蛋羹 1/2碗糙米饭 半个苹果	1杯低脂牛奶 1/2碗糙米饭 1块烤鸡胸肉 1大盘蔬菜沙拉	少许坚果 （25g，约10颗杏仁）	1碗蛋包饭 1碗金针菇汤 1大盘圆生菜沙拉
星期六	3个蛋清做的炒蛋 1碗麦片粥 1杯脱脂牛奶	1大盘蔬菜包饭 1/2碗糙米饭 1小盘猪肉炒蔬菜		1/2碗糙米饭 1碗豆腐蘑菇汤 1大盘烤猪肉&生菜
星期日	3个蛋清做的蔬菜蛋羹 1/2碗糙米饭 5个圣女果	1块嫩豆腐 1/2碗糙米饭 1大盘海鲜萝卜酱生菜包饭	少许坚果 （25g，约10颗杏仁）	1大盘卤猪肉 1大盘白菜&蔬菜肠 1小盘洋葱胡椒拌菜

星期一·星期四

1·4day

活用丝袜减少体内脂肪

消耗热量：**307kcal**

使用器具：丝袜

运动部位：背部，大腿

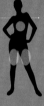

本周主要是利用丝袜锻炼肌肉弹力，集中锻炼你想锻炼的部位。

10分钟家庭健身

第 ❶ 阶段

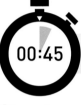

> **point** ★
> 肩部不要向上抬，要向后倾。

准备运动
Step 1~5

00:45

Step 1 »
拉紧丝袜，拉伸胸部

⏱ 45秒 🤸 放松胸部·颈部·肩部

① 双脚分开，与骨盆同宽，双手于背后拉紧丝袜。

② 呼气双臂向下伸展，保持5秒后吸气回到原位。重复5次。

« Step 5
调整呼吸

⏱ 10秒

吸气双臂伸展开，呼气双臂向前伸。重复5次。

03:05

吸气双腿用力向上伸，呼气回到原位，反方向重复。该组动作重复2次。

呼气臀部慢慢下压，保持10秒。

11 10 9

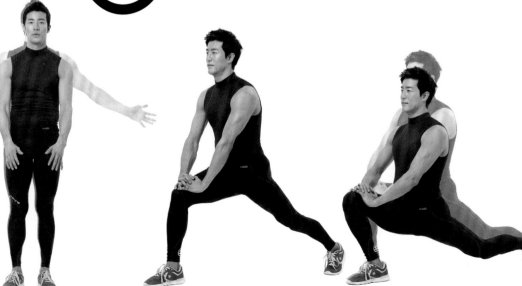

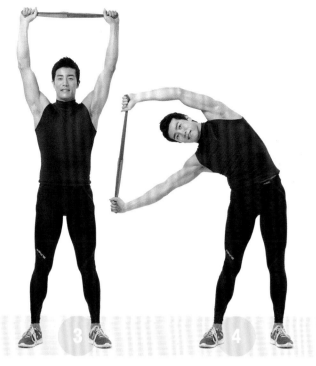

⏱ **01:35**

3

双脚分开，比肩稍宽，双臂举过头顶，拉紧丝袜。

4

^{呼气}上半身向右弯曲拉伸，保持5秒。

5

^{吸气}回到原位，向左拉伸。该组动作重复5次。

Step 2 »

拉紧丝袜，拉伸肋部

⏱ 50秒 💪 放松肋部

« Step 3

蹲坐起立

⏱ 30秒 💪 放松大腿·膝部

⏱ **02:05**

双腿并拢，膝盖稍弯曲，双手置于膝部。

« Step 4

单腿屈膝，下压膝盖

⏱ 50秒 💪 放松大腿前侧·骨盆·腰部

右腿向前迈一大步，右膝呈直角弯曲，双手交叉放在膝盖上面。

^{吸气}下蹲，臀部贴近脚踝，^{呼气}然后起立。重复10次。

⏱ **02:55**

8

7

6

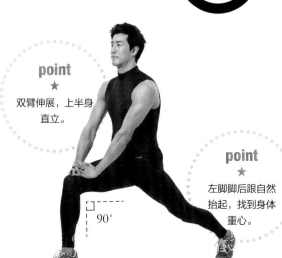

point
★
双臂伸展，上半身直立。

90°

point
★
左脚脚后跟自然抬起，找到身体重心。

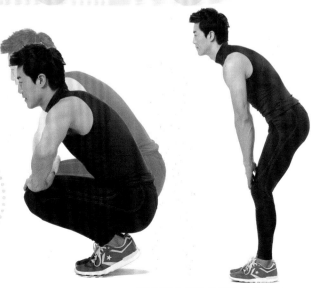

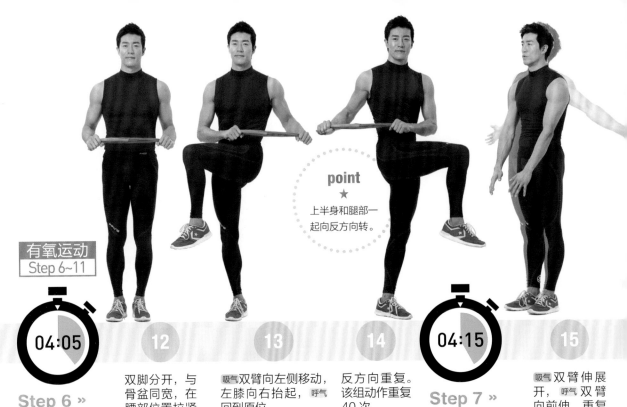

point
★
上半身和腿部一起向反方向转。

04:05

12
双脚分开，与骨盆同宽，在腰部位置拉紧丝袜。

13
吸气 双臂向左侧移动，左膝向右抬起，呼气 回到原位。

14
反方向重复。该组动作重复40次。

Step 6 »
丝袜
康康舞

⏱1分钟 💪强化大腿·腹部

04:15

15
吸气 双臂伸展开，呼气 双臂向前伸。重复10次。

Step 7 »
调整呼吸

⏱10秒

吸气 双臂伸展开，呼气 双臂向前伸。重复10次。

« Step 11
调整呼吸

⏱10秒

吸气 双臂向上伸展，同时跳起，上半身直立，再反方向重复。该组动作重复5次。

06:15

26   25   24   23

双臂自然下垂，下蹲，双膝呈直角弯曲。

« Step 10
弓步跳跃

⏱30秒 💪强化大腿

右脚向前迈一大步。

06:05

Step 6~11（12~26）
再重复一次

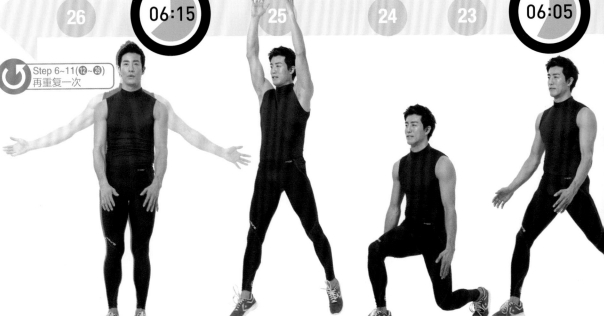

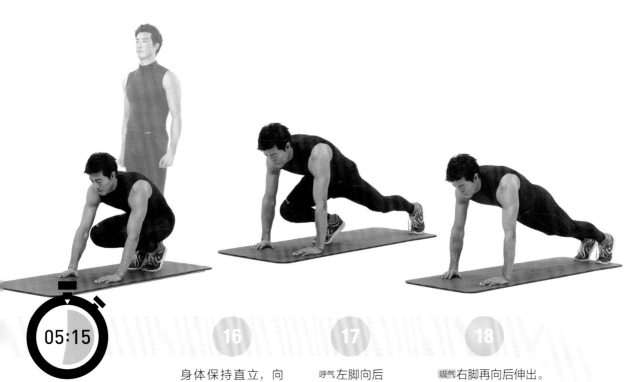

05:15

16 身体保持直立，向下蹲坐的同时前倾上半身，双手支撑地面。

17 呼气左脚向后伸出。

18 吸气右脚再向后伸出。

Step 8 »

单腿立卧撑

⏱ 1分钟 💪 强化大腿腹部·肩部

« Step 9

调整呼吸

⏱ 20秒

吸气双臂伸展开，呼气双臂向前伸。重复10次。

05:35

呼气起身，身体直立。该组动作重复10次。

吸气右脚再向前收回。

呼气左脚向前收回。

22

21

20

19

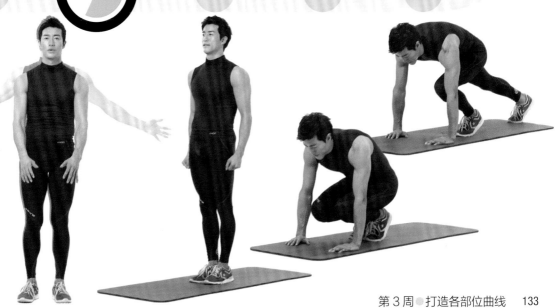

10分钟
家庭健身

第 ② 阶段

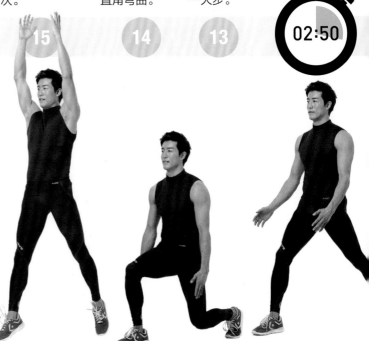

point
★
上半身也要同时
转体。

01:00

Step 1 »
丝袜
康康舞

⏱ 1分钟 💪 强化大腿·腹部

1
双脚分开，与
骨盆同宽，在
腰部位置拉紧
丝袜。

2
吸气双臂向左侧移动，左膝
向右抬起，呼气回到原位。

3
吸气左脚向右抬至
腰部位置，呼气回
到原位。

4
反方向重复。
该组动作重复
20 次。

Step1~6(①~⑯)
再重复一次

« Step 6
调整呼吸
⏱ 10秒

03:00

16
吸气双臂伸展开，
呼气双臂向前伸。
重复 5 次。

15
吸气双臂向上伸展，
同时跳起，上半身
直立，再反方向重
复。该组动作重复
5 次。

14
双臂自然下垂，
下蹲，双膝呈
直角弯曲。

13
右脚向前迈
一大步。

« Step 5
弓步跳跃
⏱ 30秒 💪 强化大腿

02:50

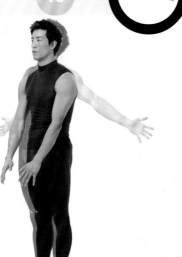

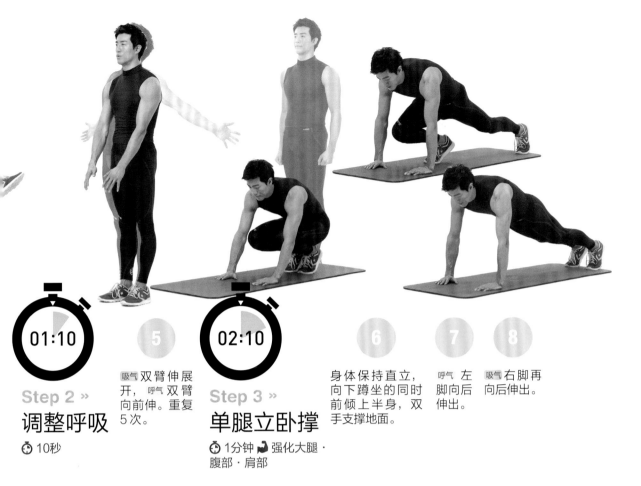

01:10

5

吸气双臂伸展开，呼气双臂向前伸。重复5次。

Step 2 »

调整呼吸

⏱ 10秒

02:10

Step 3 »

单腿立卧撑

⏱ 1分钟 💪 强化大腿·腹部·肩部

6

身体保持直立，向下蹲坐的同时前倾上半身，双手支撑地面。

7

呼气 左脚向后伸出。

8

吸气 右脚再向后伸出。

« Step 4

调整呼吸

⏱ 10秒

吸气双臂伸展开，呼气双臂向前伸。重复10次。

02:20

12

11

呼气起身，身体直立。该组动作重复10次。

10

吸气 右脚再向前收回。

9

呼气 左脚向前收回。

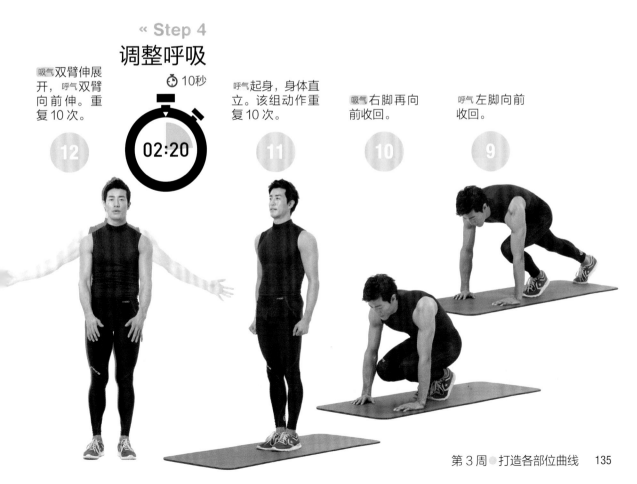

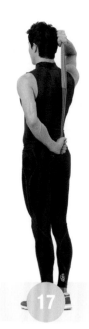

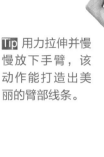

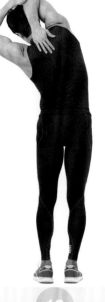

Tip 用力拉伸并慢慢放下手臂，该动作能打造出美丽的臂部线条。

全身运动
Step 7~12

07:10

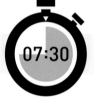

17

右手在上，左手在下，于背后拉紧丝袜。

18

呼气 右手慢慢向上拉伸，吸气然后慢慢回到原位。重复 10 次后换反方向重复。

Step 7 »

丝袜单臂伸展

⏱ 1分10秒 💪 强化臂部后侧

07:30

19

右臂弯曲放于头部后侧，左手抓住右肘，上半身向左侧弯曲。保持 10 秒后换反方向重复。

Step 8 »

手臂向后伸展

⏱ 20秒 💪 放松手臂后侧·肋部

« Step 12

颈部伸展运动

⏱ 20秒 💪 放松颈部

平躺，颈部和肩部放松，头部向左转，使耳朵贴近地面。重复 10 次后换反方向重复。

26

09:40

上半身抬起，同时 呼气 双脚踩压丝袜，吸气 回到原位。重复 10 次。

25

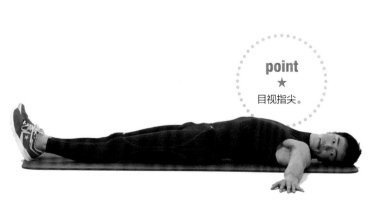

point
★
目视指尖。

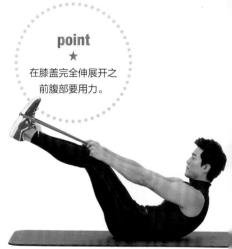

point
★
在膝盖完全伸展开之前腹部要用力。

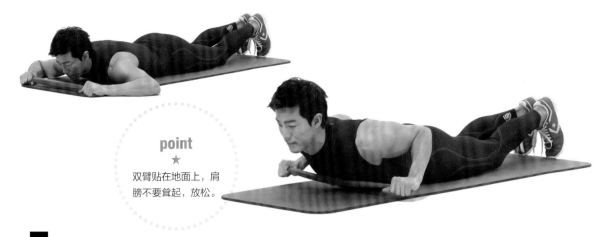

point
★
双臂贴在地面上，肩膀不要耸起，放松。

08:10

20

俯卧，双手拉紧丝袜。

21

吸气 上半身稍向上抬，手肘靠近肋部，保持 1 秒后 呼气 回到原位，重复 10 次。

Step 9 »
丝袜羽翼
⏱ 40秒 💪 强化背部·腰部

« Step 10
腰部、肩部下压
⏱ 20秒 💪 放松腰部·肩部
08:30

« Step 11
丝袜腿举
⏱ 50秒 💪 强化腹部
09:20

双臂向前伸，上半身下压，腋窝贴近地面。保持 10 秒后回到原位。重复 2 次。

俯身，双膝跪地，双手支撑地面。

平躺，双腿上抬呈直角弯曲，将丝袜套在脚掌上。

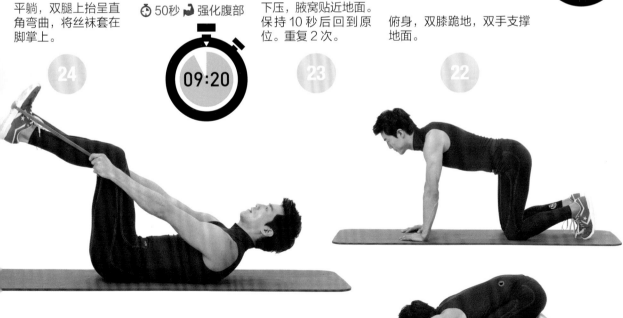
24

23

22

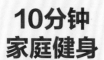

10分钟
家庭健身

第 ❸ 阶段

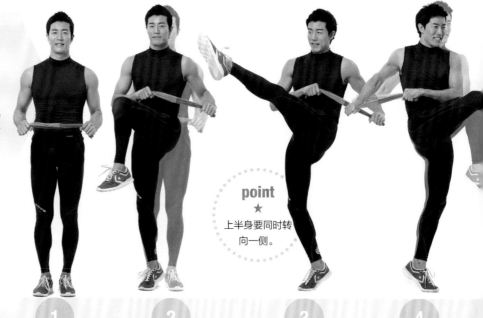

point
★
上半身要同时转向一侧。

有氧运动
Step 1~6

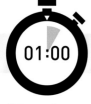

01:00

Step 1 »

丝袜
康康舞

⏱ 1分钟 💪 强化大腿·腹部

① 双脚分开，与骨盆同宽，在腰部位置拉紧丝袜。

② ᴬ吸气双臂向左侧移动，左膝向右抬起，ᴮ呼气回到原地。

③ ᴬ吸气跳跃时左脚向右抬高，ᴮ呼气落到原地。

④ 再反方向重复。该组动作重复 20 次。

« Step 6
调整呼吸

⏱ 10秒

ᴬ吸气双臂伸展开，ᴮ呼气双臂向前伸。重复 5 次。

03:10

⑯

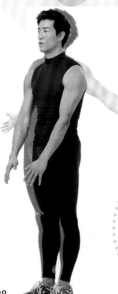

⑮ ᴬ吸气双臂向上伸展，同时跳起，上半身直立，再反方向重复。该组动作重复 5 次。

⑭ 双臂自然下垂，下蹲，双膝呈直角弯曲。

⑬ 左脚向前迈一大步。

« Step 5
弓步跳跃

⏱ 30秒 💪 强化大腿

03:00

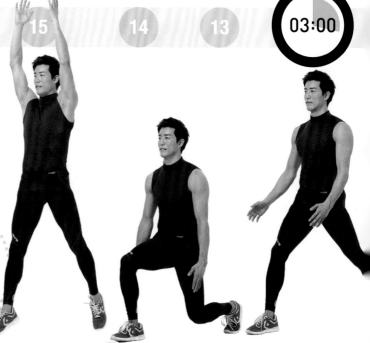

point
★
如果只是利用腿部力量跳跃，腿会很快疲倦，所以请利用腹部力量并摆动手臂。

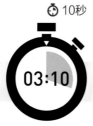

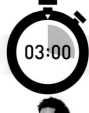

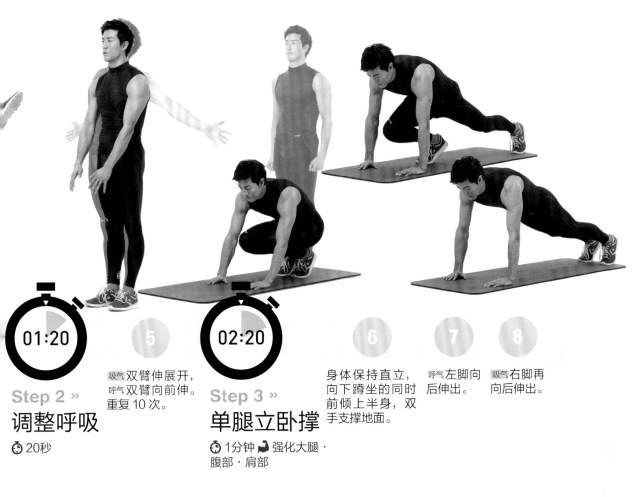

01:20

Step 2 »
调整呼吸
⏱ 20秒

吸气双臂伸展开，呼气双臂向前伸。重复 10 次。

5

02:20

Step 3 »
单腿立卧撑
⏱ 1分钟 💪 强化大腿·腹部·肩部

6
身体保持直立，向下蹲坐的同时前倾上半身，双手支撑地面。

7
呼气左脚向后伸出。

8
吸气右脚再向后伸出。

« Step 4
调整呼吸
⏱ 10秒

12
吸气双臂伸展开，呼气双臂向前伸。重复 5 次。

02:30

11
呼气起身，身体直立。该组动作重复 10 次。

10
吸气右脚再向前收回。

9
呼气左脚向前收回。

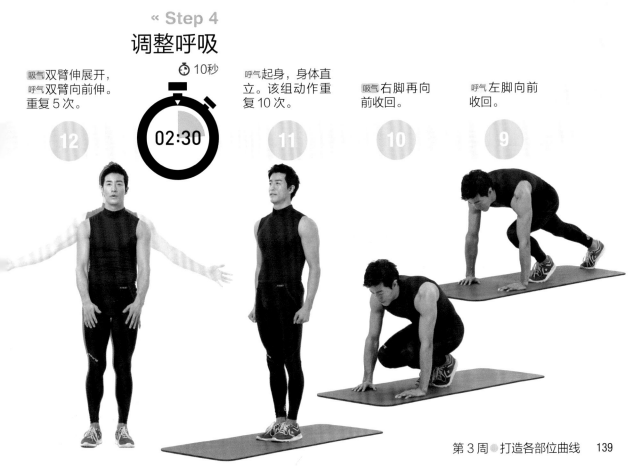

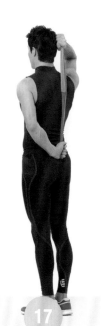

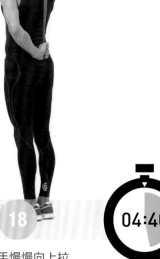

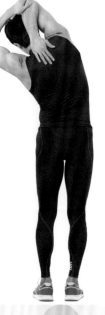

04:20

17

18

Step 7 »

丝袜
单臂伸展

🕐 1分10秒 💪 强化臂部后侧

右手在上，左手在下，于背后拉紧丝袜。

呼气 右手慢慢向上拉伸，吸气 然后慢慢回到原位。重复 10 次后换反方向重复。

04:40

19

Step 8 »

手臂向后
伸展

🕐 20秒 💪 放松手臂后侧·肋部

右臂弯曲放于头部后侧，左手抓住右肘，上半身向左侧弯曲。保持 10 秒后换反方向重复。

« Step 12

颈部伸展运动

🕐 20秒 💪 放松颈部

06:50

平躺，颈部和肩部放松，头部向左转，使耳朵贴近地面。重复 10 次后换反方向重复。

吸气 上半身抬起，下半身保持不动。呼气 回到原位。重复 10 次。

26

25

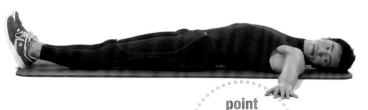

point
★
自然呼气，同时缓解颈部肌肉的紧张感。

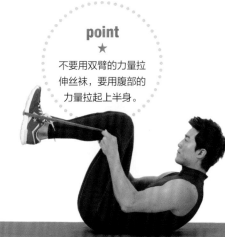

point
★
不要用双臂的力量拉伸丝袜，要用腹部的力量拉起上半身。

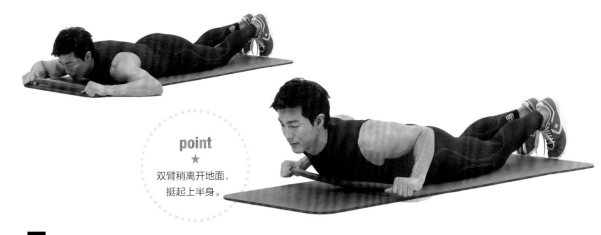

point
★
双臂稍离开地面，
挺起上半身。

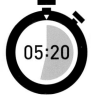
05:20

20

俯卧，双手拉紧丝袜。

21

吸气 上半身稍向上抬，手肘靠近肋部，保持1秒后 呼气 回到原位，重复10次。

Step 9 »

丝袜羽翼

⏱ 40秒 💪 强化背部·腰部

« Step 11

利用丝袜
拉伸上半身

⏱ 50秒 💪 强化腹部·手臂

平躺，双腿上抬呈直角弯曲，手拉丝袜套于脚掌。

双臂向前伸，上半身下压，腋窝贴近地面。保持10秒后回到原位。重复2次。

« Step 10

腰部、肩部下压

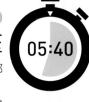
05:40

⏱ 20秒 💪 放松腰部·肩部

俯身，双膝跪地，双手支撑地面。

24

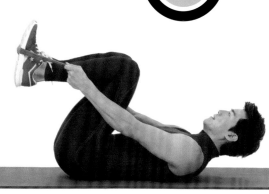

06:30

23

22

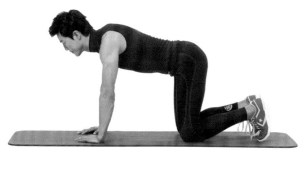

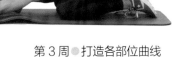

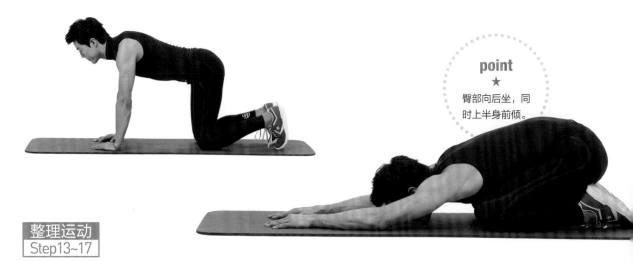

07:10

Step 13 »

腰部、肩部下压

⏱20秒 💪 放松腰部·肩部

27

俯身，双膝跪地，双手支撑地面。

point
★
臀部向后坐，同时上半身前倾。

28

双臂向前伸，上半身下压，腋窝贴近地面。保持 10 秒后回到原位。重复 2 次。

« Step 17

单腿弯曲，上半身侧倾

⏱40秒 💪 放松肋部·小腿·大腿

左膝弯曲，向身体内侧拉伸。右腿伸直。

09:40

呼气 左臂画大圆，身体尽量右倾。保持 5 秒后 吸气 回到原位，重复 3 次后换反方向重复 3 次。

35

point
★
右臂自然放在右腿前方。

34

point
★
视线随指尖移动。

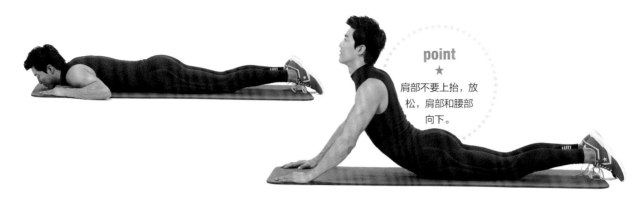

point
★
肩部不要上抬，放松，肩部和腰部向下。

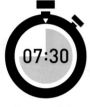

07:30

Step 14 »

俯卧，
上半身直立

⏱ 20秒 ↩ 放松腹部·腰部

29

俯卧，双手放在头部两侧。

30

吸气双手推地，呼气挺起上半身，保持 10 秒后慢慢回到原位。重复 2 次。

« Step 15

抖腿

⏱ 30秒 ↩ 放松大腿·小腿

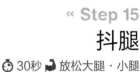

08:00

« Step 16

伸展双腿，
上半身前倾

⏱ 1分钟 ↩ 放松大腿后侧·腰部

呼气上半身前倾，双手抓脚尖，保持 10 秒后吸气回到原位。重复 5 次。

坐在地面上，双腿伸直，上半身直立。

腿部伸展，双手支撑地面。双膝轮换抬起、落下敲打地面。重复 50 次。

09:00

33

32

31

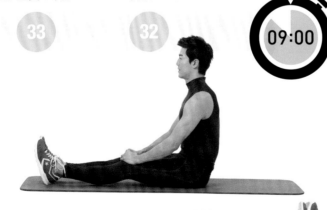

point
★
大腿和小腿后侧要有紧绷感。

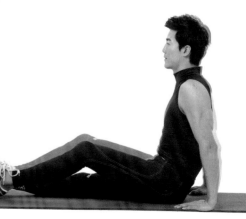

10分钟
家庭健身

第 4 阶段

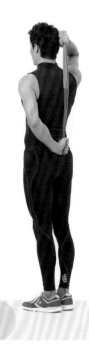

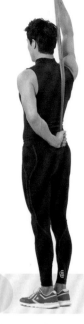

Tip 丝袜拉得越紧，运动强度越大。

全身运动
Step1~6

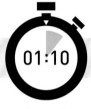

01:10

Step 1 »

丝袜单臂伸展

⏱ 1分10秒 💪 强化臂部后侧

① 右手在上，左手在下，于背后拉紧丝袜。

② 呼气 右手慢慢向上拉伸，吸气 然后慢慢回到原位。重复 10 次后换反方向重复。

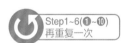

« Step 6

颈部
伸展运动

⏱ 20秒 💪 放松颈部

⑩ 平躺，颈部和肩部放松，头部向左转，使耳朵贴近地面。重复 10 次后换反方向重复。

03:40

⑨ 呼气 抓紧丝袜，抬起上半身，吸气 然后回到原位。重复 10 次。

Step1~6(①~⑩)
再重复一次

point
★
颈部和肩部放松，慢慢转体。

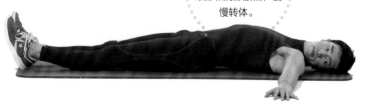

point
★
腹部要用力。

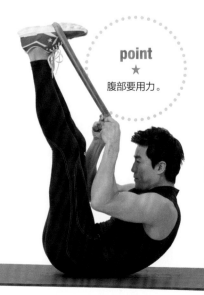

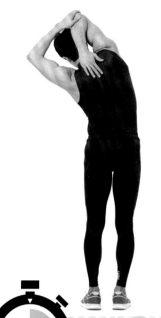

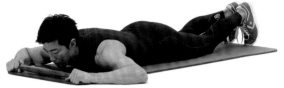

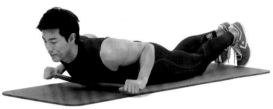

Tip 上半身弯曲过度会刺激斜方肌，导致肌肉拉伤，所以要小心。

01:30 **3**

Step 2 »
手臂向后伸展

⏱ 20秒 💪 放松手臂后侧·肋部

右臂弯曲放于头部后侧，左手抓住右肘，上半身向左侧弯曲。保持10秒后换反方向重复。

02:10 **4** **5**

Step 3 »
丝袜羽翼

⏱ 40秒 💪 强化背部·腰部

俯卧，双手拉紧丝袜。

吸气 上半身稍向上抬，手肘靠近肋部，保持1秒后 呼气 回到原位，重复10次。

« Step 5
利用丝袜拉伸腹部

⏱ 50秒 💪 强化上腹部

平躺，将丝袜套在脚掌上，双腿伸直抬起。

双臂向前伸，上半身下压，腋窝贴近地面。保持10秒后回到原位。重复2次。

« Step 4
腰部、肩部下压

⏱ 20秒 💪 放松腰部·肩部

02:30

俯身，双膝跪地，双手支撑地面。

8 **03:20** **7** **6**

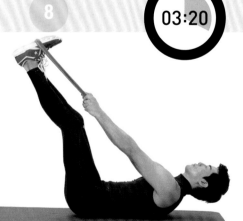

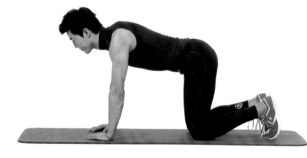

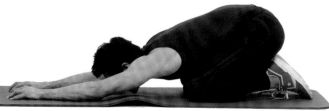

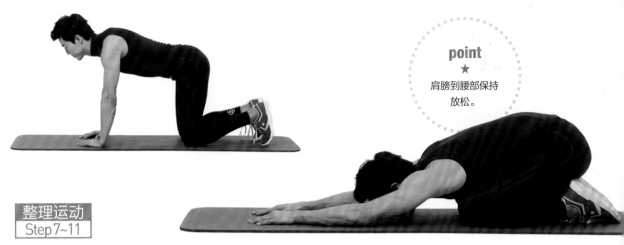

point
★
肩膀到腰部保持
放松。

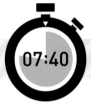
07:40

Step 7 »

腰部、肩部下压

⏱20秒 💪放松腰部·肩部

11	12
俯身，双膝跪地，双手支撑地面。	双臂向前伸，上半身下压，腋窝贴近地面。保持10秒后回到原位。重复2次。

« Step 11

单腿弯曲，上半身侧倾

⏱40秒
💪放松肋部·小腿·大腿

19	18	10:00
呼气左臂画大圆，身体尽量右倾。保持5秒后吸气回到原位，重复3次后换反方向重复3次。	左膝弯曲，向身体内侧拉伸。右腿伸直。	

point
★
注意右膝不要弯曲。

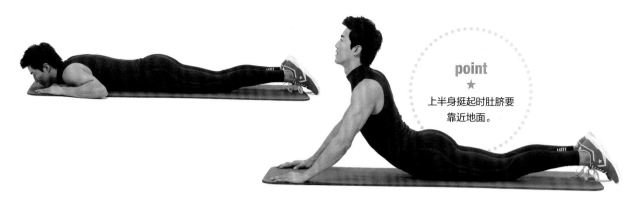

point

★

上半身挺起时肚脐要
靠近地面。

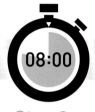

08:00

俯卧，双手放在头部两侧。

Step 8 »

俯卧，
上半身直立

⏱ 20秒　💪 放松腹部·腰部

13

吸气双手推地，呼气挺起上半身，
保持 10 秒后慢慢回到原位。重
复 2 次。

14

« Step 9

抖腿

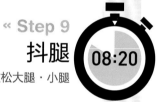

08:20

⏱ 20秒　💪 放松大腿·小腿

« Step 10

伸展双腿，上半身前倾

⏱ 1分钟　💪 放松大腿后侧·腰部

呼气上半身前倾，双手抓
脚尖，保持 10 秒后吸气回
到原位。重复 5 次。

坐在地面上，双腿
伸直，上半身直立。

双腿伸直，双手支撑地面。
双膝轮换抬起、落下敲打地
面。重复 40 次。

17

16

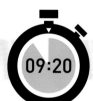

09:20

15

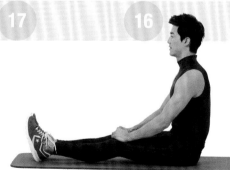

point

★

如果感觉抓脚尖困难，
可以抓脚踝或者膝盖，
呼气的同时上
半身前倾。

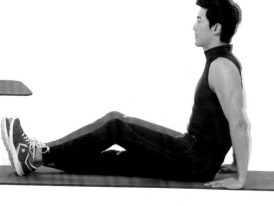

星期二·星期五

2·5day

打造腰腹曲线

消耗热量：**302kcal**

使用器具：丝袜，垫子

运动部位：肋部，腹部

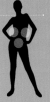

凸起的小肚腩是很多人的烦恼，本周的运动可以将腹部变结实，一边想象性感的腹部一边做运动吧。

10分钟家庭健身

第 **1** 阶段

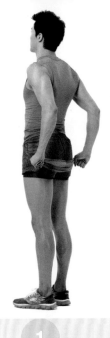

Tip 如果要提高运动强度，可以将两双丝袜重叠。

准备运动
Step1~5

00:45

Step 1 »

拉紧丝袜，拉伸胸部

⏱ 45秒 💪 放松胸部·颈部·肩部

1

双脚分开，与骨盆同宽，双手于背后拉紧丝袜。

« Step 5

调整呼吸

⏱ 10秒

吸气 双臂伸展开，呼气 双臂向前伸。重复 10 次。

03:05

吸气 双腿用力向上伸，呼气 回到原位，反方向重复。该组动作重复 2 次。

呼气 臀部慢慢下压，保持 10 秒。

10

9

8

point
★
注意骨盆不要倾斜。

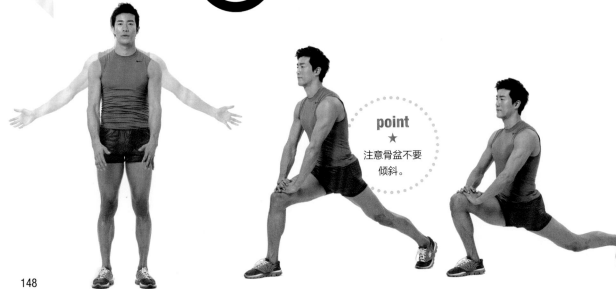

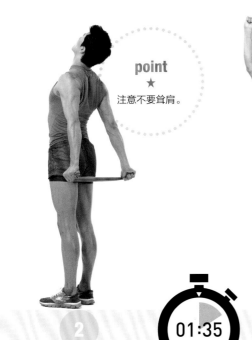

point
★
注意不要耸肩。

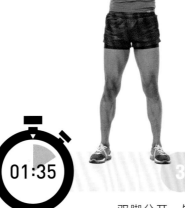

01:35

呼气双臂向下伸展，拉伸胸部。保持5秒后吸气回到原位。重复5次。

Step 2 »

上半身转体

⏱ 50秒 💪 放松腰部·肩部

2

双脚分开，与肩同宽，双臂举过头顶，拉紧丝袜两端。

3

呼气以腰部为中心点，双臂和上半身按顺时针方向画圆，回到原位。然后反方向重复。该组动作重复3次。

4

« Step 4

单腿屈膝，下压膝盖

⏱ 50秒
💪 放松大腿前侧·骨盆·腰部

右腿向前迈一大步，右膝呈直角弯曲，双手交叉放在膝盖上。

02:55

7

« Step 3

02:05

蹲坐起立

⏱ 30秒 💪 放松大腿·膝盖

双腿并拢，膝盖稍弯曲，双手置于膝部。

5

吸气下蹲，臀部贴近脚踝，呼气然后起立。重复10次。

6

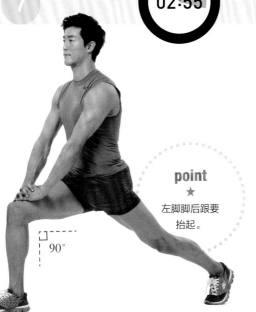

90°

point
★
左脚脚后跟要抬起。

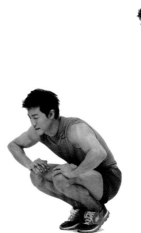

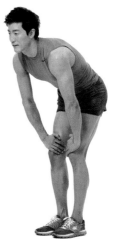

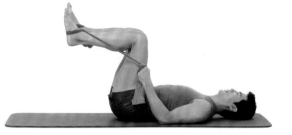

Tip 为了不让腰部感到吃力，可以在臀部下垫垫子或者毛巾。

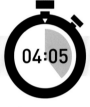

全身运动
Step 6~14

04:05

Step 6 »

"空中自行车" I

⏱ 1分钟 💪 强化大腿·腹部

11

两脚分别绑上丝袜，双手抓住丝袜另一端，平躺在地面上，手肘支撑地面，双膝呈直角弯曲。

12

呼气 像骑自行车一样，拉左腿，伸右腿，交替重复100次。

point
★
不要屏气，要连续呼吸。

04:15

Step 7 »

调整呼吸

⏱ 10秒

13

平躺，深吸一口气然后慢慢呼气。重复5次。

« Step 12

臀部力量举

⏱ 1分钟 💪 强化腹部·臀部

07:35

22

呼气 臀部、腰部、背部慢慢抬起，直到膝盖与肩部呈直线。吸气 背部慢慢回到地面。呼气 臀部着地之前再次抬起，重复10次。

21

平躺，双腿屈膝立起。

point
★
双脚放在距臀部一掌宽的地方。

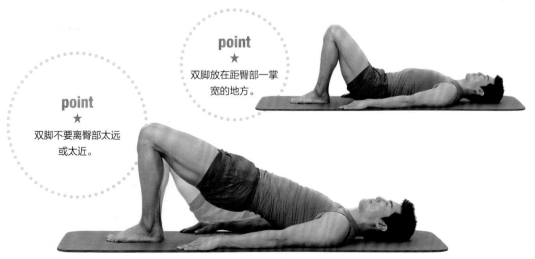

point
★
双脚不要离臀部太远或太近。

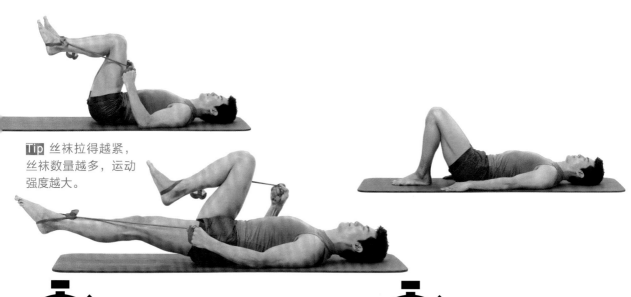

Tip 丝袜拉得越紧，丝袜数量越多，运动强度越大。

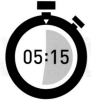

05:15

14

两脚分别绑上丝袜，平躺在地面上。

15

呼气左腿伸直，将右腿拉向胸部位置，呼气反方向重复。该组动作重复10次。

Step 8 »

丝袜单腿举 I

⏱ 1分钟 💪 强化腹部

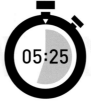

05:25

16

平躺，深吸一口气然后慢慢呼气。重复5次。

Step 9 »

调整呼吸

⏱ 10秒

« Step 11

调整呼吸

⏱ 10秒

平躺，深吸一口气然后慢慢呼气。重复5次。

吸气回到原位，反方向重复。该组动作重复10次。

呼气上半身挺起，用右手触摸左脚尖。

« Step 10

交叉触摸脚趾 I

⏱ 1分钟 💪 强化腹部·肋部

平躺，双腿屈膝抬起，手肘支撑地面。

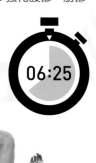

06:35

20

19

18

17

06:25

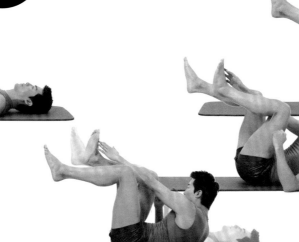

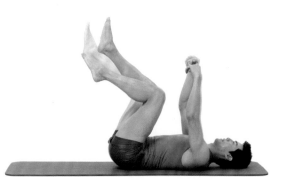

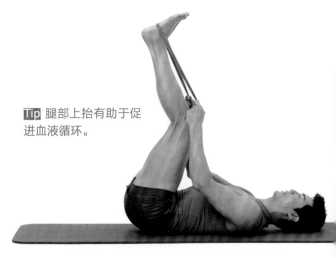

Tip 腿部上抬有助于促进血液循环。

Tip 毛细血管运动没有固定的规则，按照自己喜欢的方法抖动手脚即可。

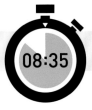

08:35

23

平躺，双腿屈膝抬起。双臂与地面呈直角自然抬起。快速抖动手脚。坚持1分钟。

09:35

24

双脚踩在丝袜上，双手拉紧丝袜两端，平躺在地面上，腿部向上抬，坚持1分钟。

Step 13 »

毛细血管运动

⏱ 1分钟 💪 刺激毛细血管，促进血液循环

Step 14 »

脚踩丝袜拉伸腿部

⏱ 1分钟 💪 强化腹部

« Step 5

交叉触摸脚趾 I

⏱ 1分钟 💪 强化腹部·肋部

« Step 4

调整呼吸

⏱ 10秒

吸气 回到原位，反方向重复。该组动作重复10次。

呼气 上半身挺起，用右手触摸左脚尖。

平躺，双腿屈膝抬起，手肘支撑地面。

平躺，深吸一口气 然后慢慢呼气。重复5次。

9

8

7

03:20

6

02:20

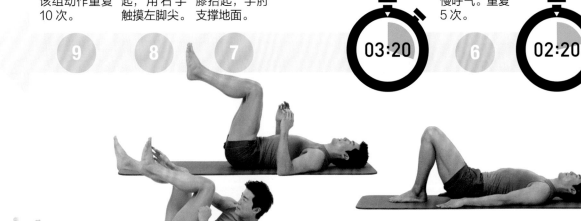

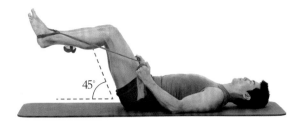

10分钟
家庭健身

第 **2** 阶段

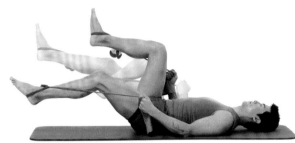

Tip 丝袜拉得越紧，圆画得越大，运动强度越大。

全身运动
Step1~9

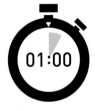
01:00

Step 1 »

"空中自行车" Ⅱ

⏱1分钟 💪强化大腿·腹部

1

两脚分别绑上丝袜，双手抓住丝袜另一端，平躺在地面上，手肘支撑地面，双腿抬起，大腿与地面呈45°。

2

呼气像骑自行车一样，拉左腿，伸右腿，交替重复100次。

« Step 2
调整呼吸
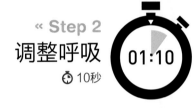
01:10

⏱10秒

« Step 3
丝袜单腿举 Ⅱ
⏱1分钟 💪强化腹部

02:10

3

平躺，深吸一口气然后慢慢呼气。重复5次。

呼气右腿伸直，将左腿拉向胸部位置，呼气反方向重复。该组动作重复10次。

5

两脚分别绑上丝袜，平躺在地面上，双腿屈膝抬起。

4

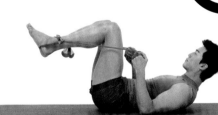

point
★
头部要离开地面。

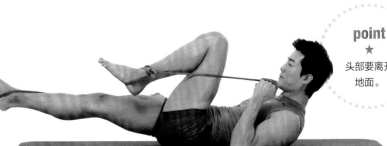

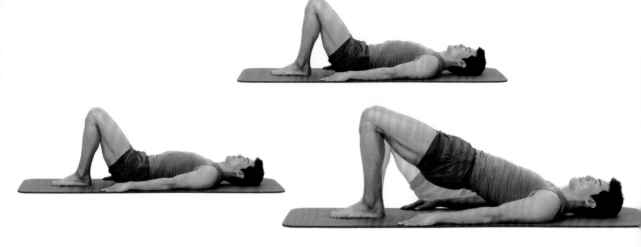

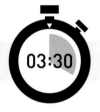

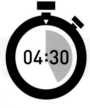

Step 6 »

调整呼吸

⏱ 10秒

平躺，深吸一口气然后慢慢呼气。重复5次。

Step 7 »

臀部力量举

⏱ 1分钟 💪 强化腹部·臀部

平躺，双腿屈膝立起。

呼气 臀部、腰部、背部慢慢抬起，直到膝盖与肩部呈直线。吸气 背部慢慢回到地面。呼气 臀部着地之前再次抬起，重复10次。

呼气 右腿伸直，将左腿拉向胸部位置，呼气 反方向重复。该组动作重复10次。

两脚分别绑上丝袜，平躺在地面上。最大程度地抬起上半身。

« Step 3

丝袜单腿举 Ⅲ

⏱ 1分钟 💪 强化腹部

平躺，深吸一口气然后慢慢呼气。重复5次。

« Step 2

调整呼吸

⏱ 10秒

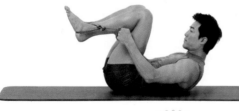

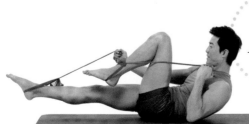

point
★
上半身要离开地面。

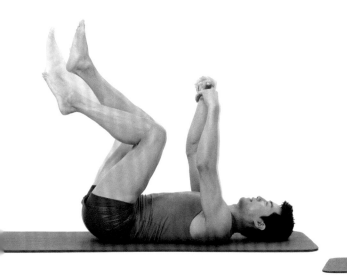

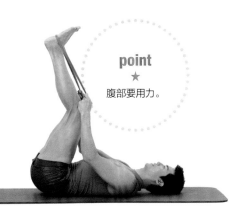

point
★
腹部要用力。

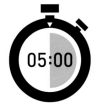

05:00

Step 8 »

毛细血管
运动

⏱ 30秒 💪 刺激毛细
血管，促进血液循环

13

平躺，双腿屈膝抬起。双臂
与地面呈直角自然抬起。快
速抖动手脚。坚持 30 秒。

06:00

Step 9 »

脚踩丝袜
拉伸腿部

⏱ 1分钟 💪 强化腹部

14

双脚踩在丝袜上，双手拉紧
丝袜两端，平躺在地面上，
腿部向上抬，坚持 1 分钟。

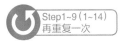
Step1~9（1~14）
再重复一次

呼气 像骑自行车一样，拉
左腿，伸右腿，交替重
复 100 次。

2

两脚分别绑上丝袜，双手抓
住丝袜另一端，平躺在地面
上，手肘支撑地面，双腿抬起，
大腿与地面呈 45°。

1

« **Step 1**

"空中自行车" Ⅱ

⏱ 1分钟 💪 强化大腿·腹部

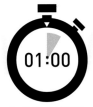
01:00

全身运动
Step1~9

**10分钟
家庭健身**

第 3 阶段

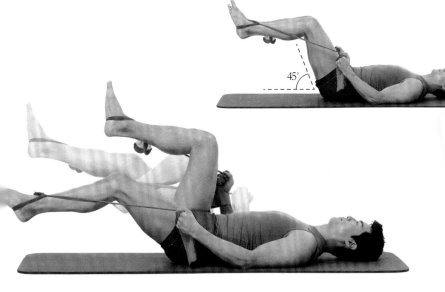

45°

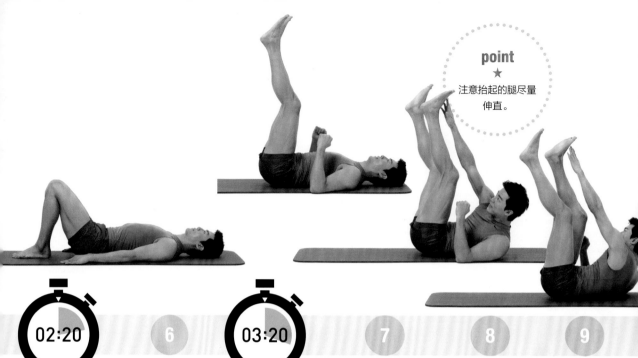

point

★

注意抬起的腿尽量伸直。

02:20

6

平躺,深吸一口气然后慢慢呼气。重复5次。

Step 4 »

调整呼吸

⏱ 10秒

03:20

7

平躺,双腿垂直抬起,双手肘支撑地面。

8

呼气 上半身抬起,用右手触碰左脚尖。

9

吸气 回到原位,反方向重复。该组动作重复10次。

Step 5 »

交叉触摸脚趾 Ⅱ

⏱ 1分钟 💪 强化腹部·肋部

呼气 像骑自行车一样,拉左腿,伸右腿,交替重复100次。

2

1

两脚分别绑上丝袜,双手抓住丝袜另一端,平躺在地面上,手肘支撑地面,双腿抬起,大腿与地面呈45°。

« Step 1

"空中自行车" Ⅱ

⏱ 1分钟 💪 强化大腿·腹部

01:00

全身运动
Step 1~10

10分钟
家庭健身

第 **4** 阶段

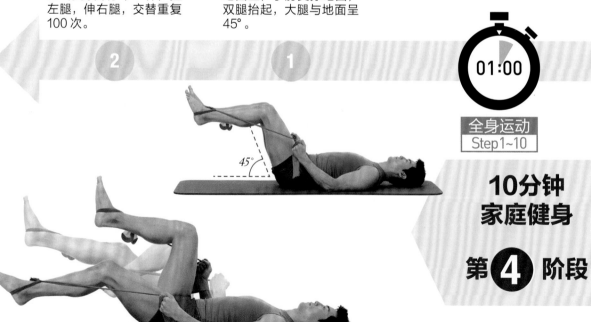

45°

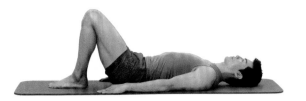

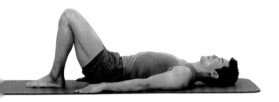

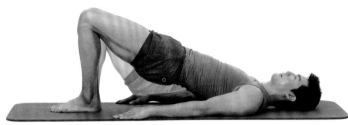

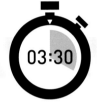 **03:30** 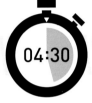 **10**

平躺，深吸一口气然后慢慢呼气。重复5次。

Step 6 »

调整呼吸

⏱ 10秒

04:30 **11**

平躺，双腿屈膝立起。

Step 7 »

臀部力量举

⏱ 1分钟 💪 强化腹部·臀部

12

呼气臀部、腰部、背部慢慢抬起，直到膝盖与肩部呈直线。吸气背部慢慢回到地面。呼气臀部着地之前再次抬起，重复10次。

« Step 9

脚踩丝袜拉伸腿部

⏱ 1分钟 💪 强化腹部

« Step 8

毛细血管运动

⏱ 30秒 💪 刺激毛细血管，促进血液循环

双脚踩在丝袜上，双手拉紧丝袜两端，平躺在地面上，腿部向上抬，坚持1分钟。

平躺，双腿屈膝抬起。双臂与地面呈直角自然抬起。快速抖动手脚。坚持30秒。

14

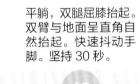 **06:00**

13

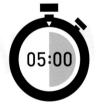 **05:00**

Step1~9(❶~❹)
再重复一次

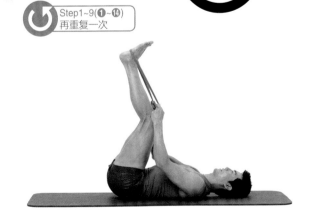

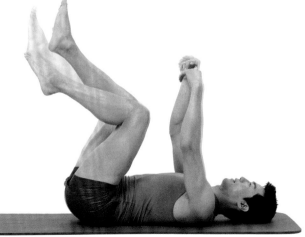

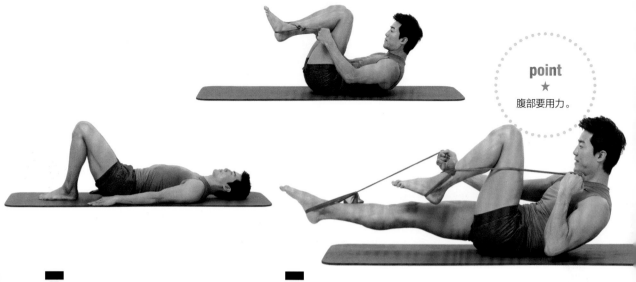

01:10

③

平躺，深吸一口气然后慢慢呼气。重复5次。

Step 2 »

调整呼吸

⏱ 10秒

02:10

④

两脚绑上丝袜，平躺在地面上。最大程度地抬起上半身。

Step 3 »

丝袜
单腿举Ⅲ

⏱ 1分钟 💪 强化腹部

⑤

呼气 右腿伸直，将左腿拉向胸部位置，吸气 反方向重复。该组动作重复10次。

« **Step 9**

脚踩丝袜
拉伸腿部

⏱ 1分钟 💪 强化腹部

双脚踩在丝袜上，双手拉紧丝袜两端，平躺在地面上，腿部向上抬，坚持1分钟。

« **Step 8**

毛细血管运动

⏱ 1分钟 💪 刺激毛细血管，促进血液循环

平躺，双腿屈膝抬起。双臂与地面呈直角自然抬起。快速抖动手脚。坚持1分钟。

⑭

06:30

⑬

05:30

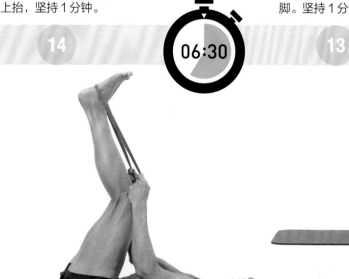

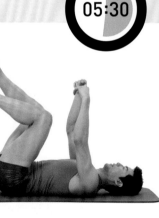

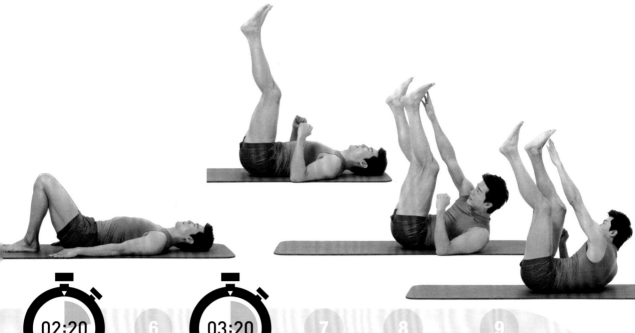

02:20 6

Step 4 »

调整呼吸

⏱ 10秒

平躺，深吸一口气然后慢慢呼气。重复5次。

03:20 7 8 9

Step 5 »

交叉
触摸脚趾 Ⅱ

⏱ 1分钟 💪 强化腹部·肋部

平躺，双腿抬起，手肘支撑地面。

呼气上半身抬起，用右手触碰左脚尖。

吸气回到原位，反方向重复。该组动作重复10次。

« **Step 6**

调整呼吸

⏱ 10秒

03:30

10

平躺，深吸一口气然后慢慢呼气。重复5次。

呼气臀部、腰部、背部慢慢抬起，直到膝盖与肩部呈直线。吸气背部慢慢回到地面。呼气臀部着地之前再次抬起，重复10次。

« **Step 7**

臀部力量举

⏱ 1分钟
💪 强化腹部·臀部

平躺，双腿屈膝立起。

04:30

12 11

point
★
括约肌用力，臀部绷紧抬起。

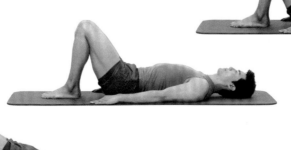

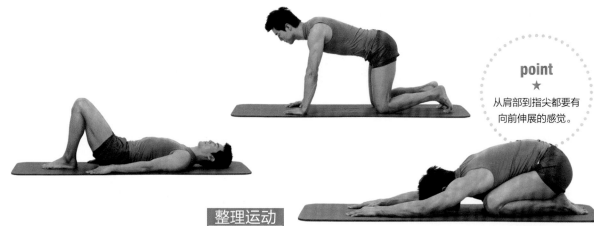

point ★

从肩部到指尖都要有向前伸展的感觉。

整理运动
Step 11~15

06:40　15

Step 10 »
调整呼吸

⏱ 10秒

平躺，深吸一口气然后慢慢呼气。重复5次。

07:00　16　17

Step 11 »
腰部、肩部下压

⏱ 20秒 💪 放松腰部・肩部

俯身，双膝跪地，双手支撑地面。

吸气 臀部向后坐，上半身下压，腋窝贴近地面。呼气 保持10秒后回到原位。重复2次。

« Step 15
单腿弯曲，
上半身侧倾

⏱ 40秒 💪 放松肋部・小腿・大腿

呼气 左臂抬起，上半身向右侧屈。保持5秒后 吸气 回到原位，重复3次后换反方向重复。

24

坐在地面上，左腿弯曲，左脚向身体内侧拉伸。右腿伸直。

23

09:30

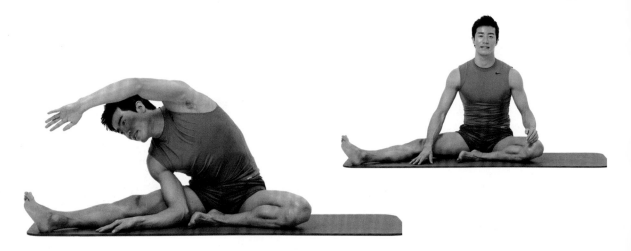

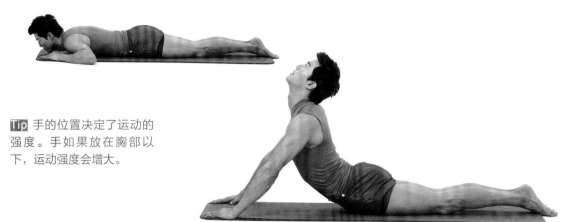

Tip 手的位置决定了运动的强度。手如果放在胸部以下，运动强度会增大。

07:20

18
俯卧，双手放在头部两侧。

19
吸气双手推地，呼气挺起上半身，保持10秒后慢慢回到原位。重复2次。

Step 12 »

俯卧，
上半身直立

⏱ 20秒 💪 放松腹部·腰部

« Step 13

抖腿

07:50

⏱ 30秒 💪 放松大腿·小腿

« Step 14

伸展双腿，
上半身前倾

⏱ 1分钟 💪 放松大腿后侧·腰部

呼气上半身前倾，双手抓脚尖，保持10秒后吸气回到原位。重复5次。

坐在地面上，双腿伸直，上半身直立。

腿部伸展，双手支撑地面。双膝轮换抬起、落下敲打地面。反复50次。

22 21

08:50

20

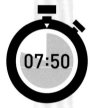

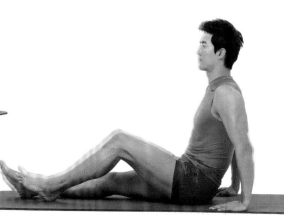

point
★
要感受到大腿向后拉伸。

星期三·星期六

3·6day

打造臂部·腿部曲线

消耗热量：**296kcal**

使用器具：水瓶（哑铃）

运动部位：背部，大腿，臂部外侧

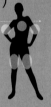

现在，让我们拿起水瓶，完成这些能让臂部和大腿曲线优美的动作。

10分钟 家庭健身

第 **1** 阶段

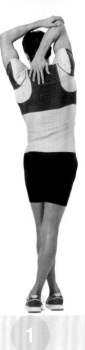

准备运动
Step1~4

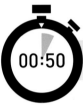

00:50

1

两腿交叉站立，右脚放在左脚后面，双臂弯曲，放于头部后方，左手抓住右肘。

Step 1 »

扭腿拉伸手肘

⏱ 50秒 💪 放松臂部·肩部·肋部

« Step 6

调整呼吸

⏱ 20秒

吸气 双臂伸展开，呼气 双臂向前伸。反复10次。

04:40

9

8

只穿袜子站在地面上，每只手拿一个装满水的水瓶，双腿一前一后，以每秒2次的速度快速交替移动。重复100次。

« Step 5

水瓶越野

⏱ 1分钟 💪 刺激全身

04:20

有氧运动
Step5~10

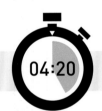

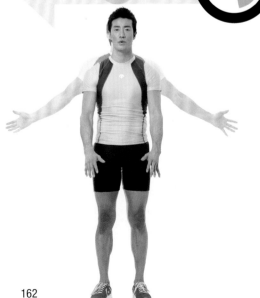

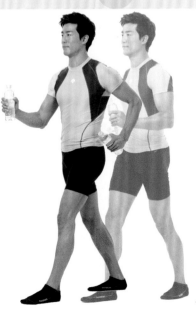

Tip 双脚分开的距离越宽，运动强度越大。

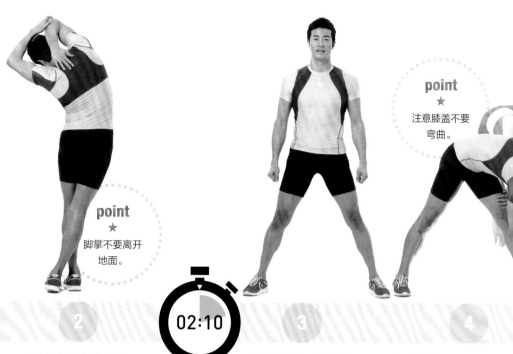

point
★
脚掌不要离开地面。

point
★
注意膝盖不要弯曲。

Tip 如果感到困难，可以抓住膝盖。

02:10

2
呼气上半身向左侧屈。保持5秒后 吸气 回到原位。重复3次后换反方向重复。

Step 2 »
上半身左右倾
⏱ 1分20秒 💪 放松肋部·腰部·大腿

3
双脚分开，以两倍于肩部的距离站立。

4
上半身向左倾，左手放在左膝上，右手抓住左脚踝。保持5秒后 吸气 回到原位，反方向重复。该组动作重复5次。

« Step 4
单脚向后拉伸
⏱ 40秒
💪 放松大腿前侧

« Step 3
上半身左右转体
⏱ 30秒 💪 大腿内侧·腰部伸展运动

02:40

03:20

左膝向后弯曲，左手抓住左脚。保持10秒后换反方向重复。该组动作重复2次。

呼气 上半身向左侧转，右肩向下压，保持5秒。吸气 回到原位换反方向重复。该组动作重复3次。

双脚分开，身体下蹲，双手放在膝盖上。

7   6   5

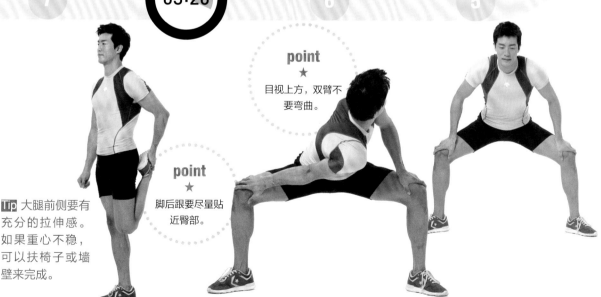

point
★
目视上方，双臂不要弯曲。

Tip 大腿前侧要有充分的拉伸感。如果重心不稳，可以扶椅子或墙壁来完成。

point
★
脚后跟要尽量贴近臀部。

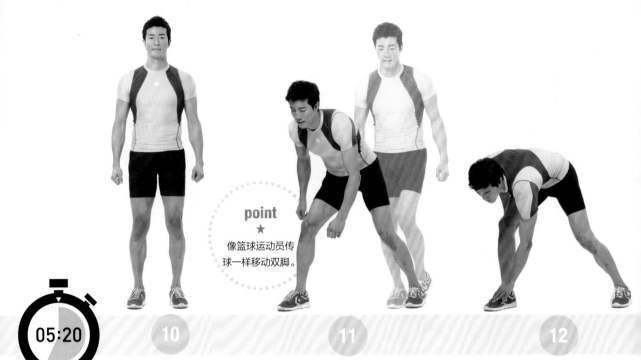

point
★
像篮球运动员传球一样移动双脚。

05:20

10

11

12

双脚分开，与肩同宽。

吸气 右脚向前迈。

呼气 膝盖稍弯曲，上半身前倾，左手触碰右脚踝。

Step 7 »

侧跨步 III

⏱ 40秒 💪 刺激全身，强化腰部

« Step 10

调整呼吸

吸气 双臂伸展开，
呼气 双臂向前伸。
重复 10 次。

⏱ 20秒

接着跳跃，左膝抬至胸部位置，右腿向后伸出。该组动作重复 20 次。

双脚蹬地跳跃，右膝抬至胸部位置，左腿向后伸出。

20

06:40

19

18

Step5~10(❽~❷)
再重复一次

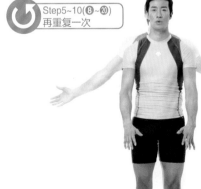

Tip 如果感到困难，可以扶着椅背完成。

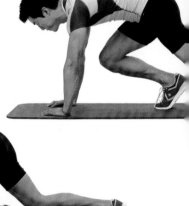

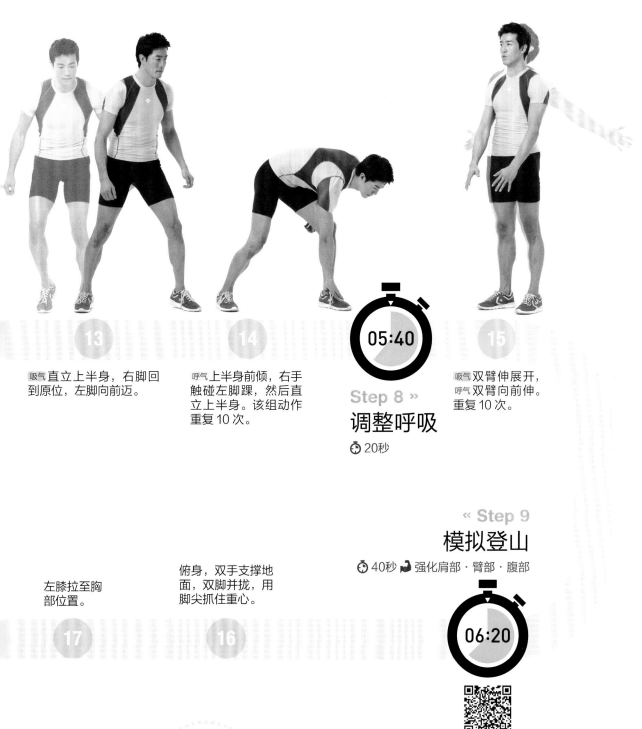

13 吸气直立上半身，右脚回到原位，左脚向前迈。

14 呼气上半身前倾，右手触碰左脚踝，然后直立上半身。该组动作重复10次。

05:40

Step 8 »

调整呼吸

⏱20秒

15 吸气双臂伸展开，呼气双臂向前伸。重复10次。

17 左膝拉至胸部位置。

16 俯身，双手支撑地面，双脚并拢，用脚尖抓住重心。

« Step 9

模拟登山

⏱40秒 💪强化肩部·臂部·腹部

06:20

point
★
臀部不要过分上抬。

10分钟
家庭健身

第**2**阶段

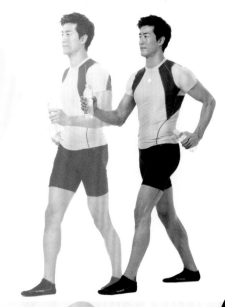

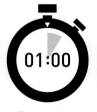

01:00

Step 1 »

水瓶越野

⏱ 1分钟 💪 刺激全身

只穿袜子站在地面上，每只手拿一个装满水的水瓶，双腿一前一后，以每秒 2 次的速度快速交替移动。重复 100 次。

01:20

Step 2 »

调整呼吸

⏱ 20秒

吸气双臂伸展开，呼气双臂向前伸。重复 10 次。

« Step 4

调整呼吸

⏱ 10秒

吸气双臂伸展开，呼气双臂向前伸。重复 10 次。

02:40

10

吸气直立上半身，右脚回到原位，左脚向前迈，呼气上半身前倾，右手拿起另一个水瓶。该组动作重复 10 次。

9

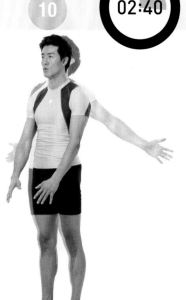

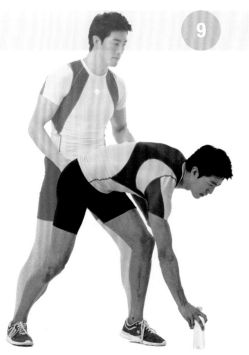

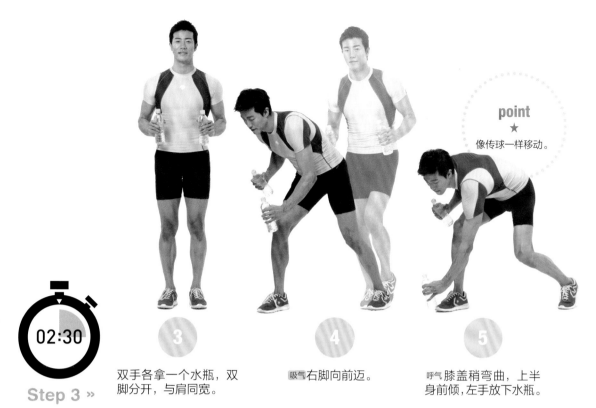

02:30

Step 3 »

侧跨步Ⅳ

⏱ 1分10秒 💪 刺激全身，强化腰部

③ 双手各拿一个水瓶，双脚分开，与肩同宽。

④ 吸气 右脚向前迈。

⑤ 呼气 膝盖稍弯曲，上半身前倾，左手放下水瓶。

⑧ 吸气 直立上半身，右脚向前迈，呼气 上半身前倾，左手拿起地上的水瓶。

⑦ 呼气 膝盖稍弯曲，上半身前倾，右手放下水瓶。

⑥ 吸气 直立上半身，右脚回到原位，左脚向前迈。

Tip 动作熟练后可加快速度。

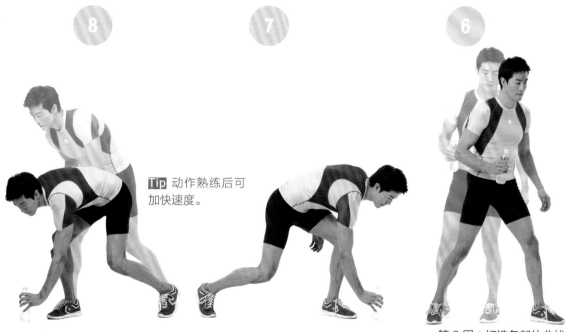

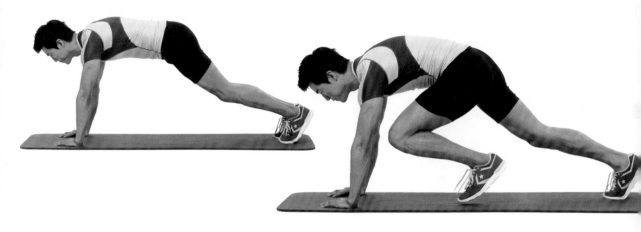

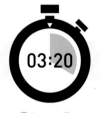

03:20

Step 5 »
模拟登山

⏱ 40秒 💪 强化肩部·臂部·腹部

11

俯身，双手支撑地面，双脚并拢，用脚尖抓住重心。

12

将左膝拉至胸部位置。

« Step 9
前倾 &
后抬 Ⅰ

⏱ 30秒 💪 强化臂部

08:50

« Step 8
调整呼吸

⏱ 10秒

08:20

呼气膝盖稍弯曲，上半身前倾，双臂向后抬起。吸气然后回到原位。重复10次。

双脚并拢，手拿水瓶，双臂贴紧身体，向上抬。

吸气双臂伸展开，呼气双臂向前伸。重复5次。

21

20

19

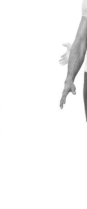

point
★
手肘要触碰到肋部。

Tip 肩部不要耸起，要放松，以免斜方肌过于吃力。

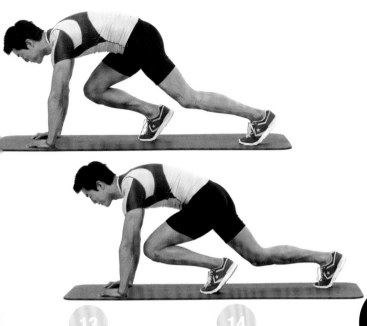

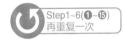

13 吸气跳跃换腿，右膝拉至胸部，左腿向后伸出。

14 吸气再次跳跃换腿，左膝拉至胸部，右腿向后伸出。该组动作重复 20 次。

⏱ 03:40

Step 6 »
调整呼吸
⏱ 20秒

15 吸气双臂伸展开，呼气双臂向前伸。重复 10 次。

Step1~6(❶~⓯)
再重复一次

« Step 7
握水瓶弓步转体 I
⏱ 50秒　💪 强化腹部 · 肋部 · 大腿

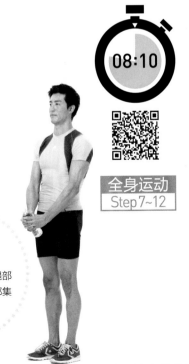

⏱ 08:10

全身运动
Step 7~12

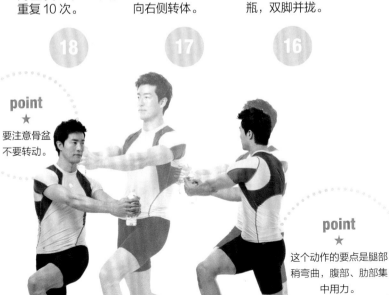

18 呼气回到原位，反方向重复。该组动作重复 10 次。

17 吸气右腿向前迈出，下蹲弓步，双臂举至胸部高度，然后向右侧转体。

16 双手紧握一个水瓶，双脚并拢。

point
★
要注意骨盆不要转动。

point
★
这个动作的要点是腿部稍弯曲，腹部、肋部集中用力。

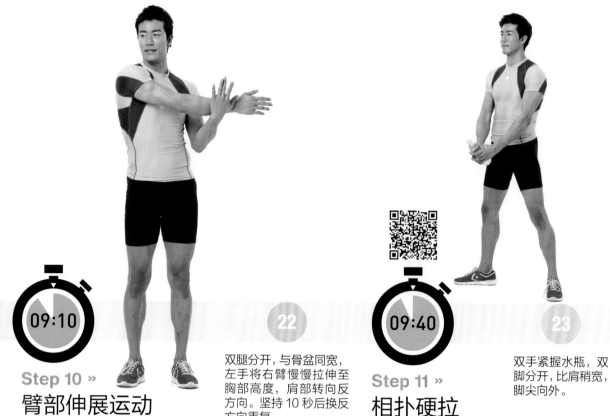

09:10

22

Step 10 »

臂部伸展运动

⏱ 20秒 💪 臂部内侧·肩部伸展运动

双腿分开，与骨盆同宽，左手将右臂慢慢拉伸至胸部高度，肩部转向反方向。坚持 10 秒后换反方向重复。

09:40

23

Step 11 »

相扑硬拉

⏱ 30秒 💪 强化大腿·腰部

双手紧握水瓶，双脚分开，比肩稍宽，脚尖向外。

« Step 3

侧跨步Ⅳ

⏱ 1分10秒 💪 刺激全身，强化腰部

呼气 膝盖稍弯曲，上半身前倾，左手放下水瓶。

5

吸气 右脚向前迈。

4

双手各拿一个水瓶，双脚分开，与肩同宽。

3

02:20

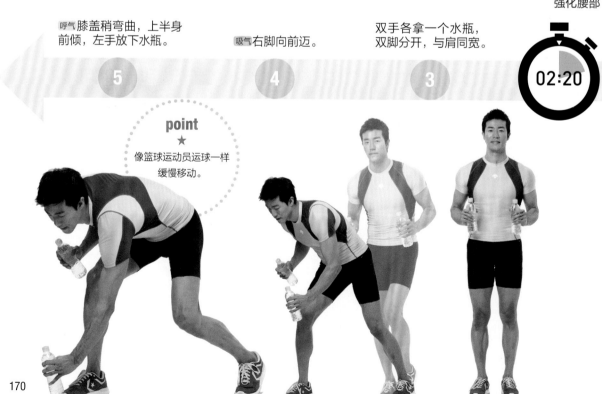

point
★
像篮球运动员运球一样缓慢移动。

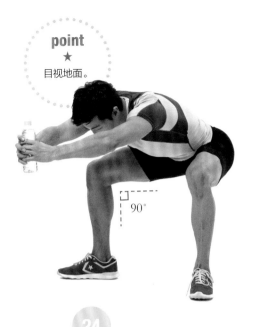

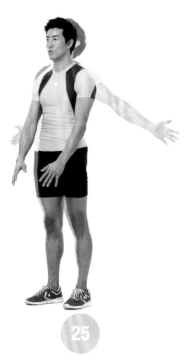

point
★
目视地面。

90°

24

吸气 臀部向后坐，两膝呈直角弯曲，上半身前倾。为了抓住重心，双臂同时向前伸。保持1秒后 呼气 回到原位。重复10次。

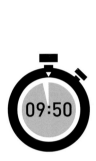

09:50

Step 12 »
调整呼吸
⏱ 10秒

25

吸气 双臂伸展开，呼气 双臂向前伸。重复10次。

« Step 2
调整呼吸
⏱ 10秒

吸气 双臂伸展开，呼气 双臂向前伸。重复10次。

01:10

2

只穿袜子站在地面上，每只手拿一个装满水的水瓶，双腿一前一后，以每秒2次的速度快速交替移动双腿。重复100次。

« Step 1
水瓶越野
⏱ 1分钟 💪 刺激全身

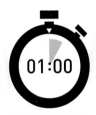

01:00

1

有氧运动
Step 1~6

10分钟
家庭健身

第③阶段

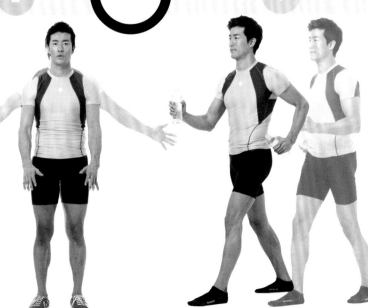

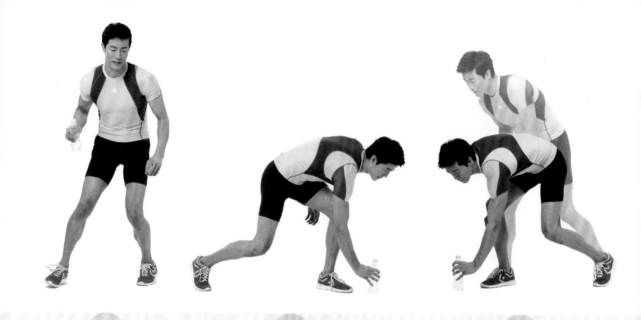

6

吸气 直立上半身，右脚回到原位，左脚向前迈。

7

呼气 膝盖稍弯曲，上半身前倾，右手放下水瓶。

8

吸气 直立上半身，右脚向前迈，
呼气 上半身前倾，左手拿起地上的水瓶。

« Step 6

调整呼吸

⏱ 20秒

吸气 双臂伸展开，呼气 双臂向前伸。重复 10 次。

吸气 再次跳跃换腿，左膝拉至胸部，右腿向后伸出。该组动作重复 20 次。

吸气 跳跃换腿，右膝拉至胸部，左腿向后伸。

15

03:40

14

13

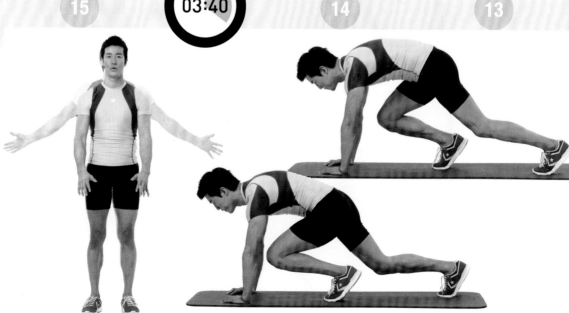

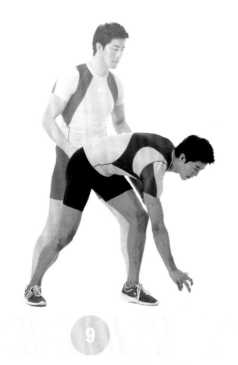

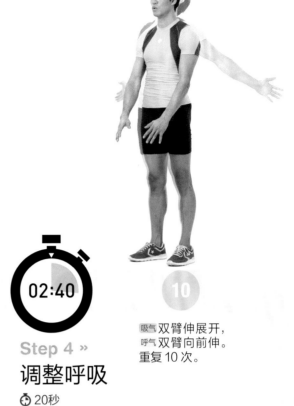

9

^{吸气}直立上半身，右脚回到原位，左脚向前迈，^{呼气}拿起另一个水瓶。该组动作重复 10 次。

02:40

Step 4 »

调整呼吸

🕐 20秒

10

^{吸气}双臂伸展开，^{呼气}双臂向前伸。重复 10 次。

将左膝拉至胸部位置。

俯身，双手支撑地面，双脚并拢，用脚尖抓住重心。

« Step 5

模拟登山

🕐 40秒 💪 强化肩部·臂部·腹部

03:20

12

11

point
★
要集中刺激上半身肌肉。

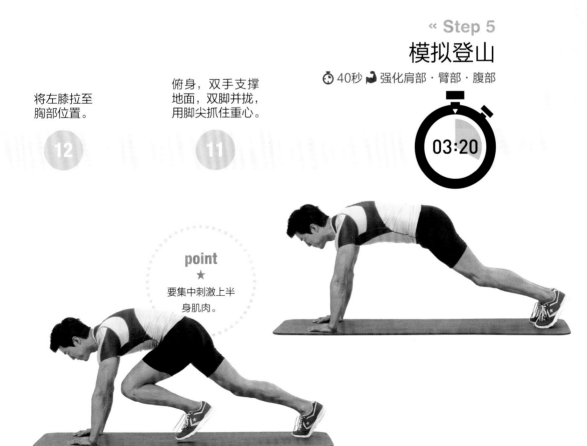

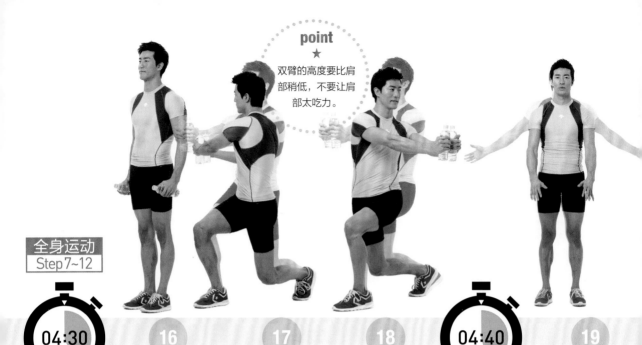

point
★
双臂的高度要比肩部稍低，不要让肩部太吃力。

全身运动
Step 7~12

04:30

Step 7 »

握水瓶弓步转体 II

⏱ 50秒 💪 强化腹部·肋部·大腿

16

双手各握一个水瓶，双脚并拢站立。

17

吸气右腿向前迈出一步，下蹲弓步，双臂举至胸部，然后向右侧转体。

18

呼气回到原位，反方向重复。该组动作重复10次。

04:40

Step 8 »

调整呼吸

⏱ 10秒

19

吸气双臂伸展开，呼气双臂向前伸。重复10次。

呼气腿部按顺时针方向画圆转动，重复10次后逆时针方向转动。然后换左腿重复。

平躺在地面上，双臂伸展，抬起右腿。

« **Step 13**

单脚画圆

⏱ 1分30秒 💪 强化腹部·腰部·臀部

吸气双臂伸展开，呼气双臂向前伸。重复10次。

« **Step 12**

调整呼吸

⏱ 10秒

28

27

07:40

整理运动
Step 13~18

26

06:10

point
★
腿部画圆的时候要保持身体平衡。

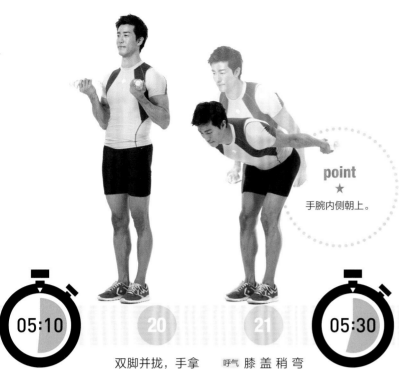

point
★
手腕内侧朝上。

05:10

20

Step 9 »

前倾＆
后抬Ⅱ

🕐 30秒 💪 强化臂部

双脚并拢，手拿水瓶，双臂贴紧身体，向上抬。

21

呼气 膝盖稍弯曲，上半身前倾，双臂向后抬起。
吸气 回到原位。重复10次。

05:30

Step 10 »

扭腿
拉伸手肘

🕐 20秒 💪 放松臂部·肩部·肋部

22

两腿交叉站立，右脚放在左脚后面，双臂弯曲，放于头部后方，左手抓住右肘。

吸气 臀部向后坐，两膝呈直角弯曲，上半身向前倾。为了抓住重心，双臂同时向前伸。保持1秒后 呼气 回到原位。重复10次。

双手紧握水瓶，双脚分开，比肩稍宽，脚尖向外。

« **Step 11**

相扑硬拉

🕐 30秒 💪 强化大腿·腰部

呼气 上半身向左侧屈。保持10秒后 吸气 回到原位。反方向重复。

25

24

06:00

23

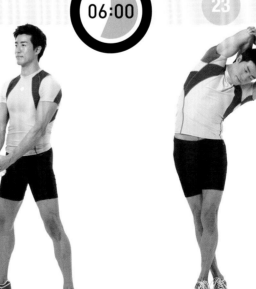

90°

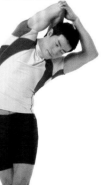

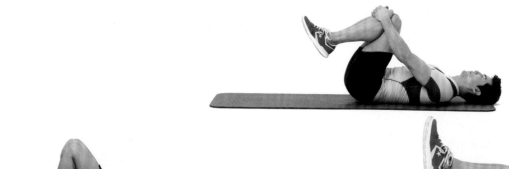

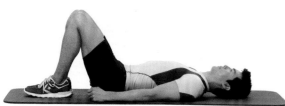

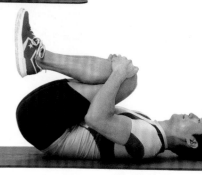

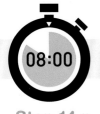

08:00

29

平躺，深吸一口气然后慢慢呼气。重复 10 次。

Step 14 »

调整呼吸

⏱ 20秒

08:30

30

平躺，双手紧抱双膝。

31

呼气 将双膝向胸部位置靠拢，保持 10 秒后 吸气 回到原位。重复 3 次。

Step 15 »

拉伸双膝

⏱ 30秒 💪 放松腰部

« Step 18

臀部斜压

⏱ 40秒
💪 放松臀部·腰部

37

呼气 臀部向斜后方下压。保持 10 秒后换反方向重复。该组动作重复 2 次。

36

双臂分开，与肩同宽，双手与膝盖支撑地面。

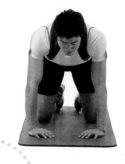

09:50

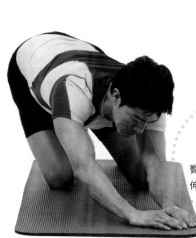

point
★
臀部和腰部左右拉伸时要找准平衡。

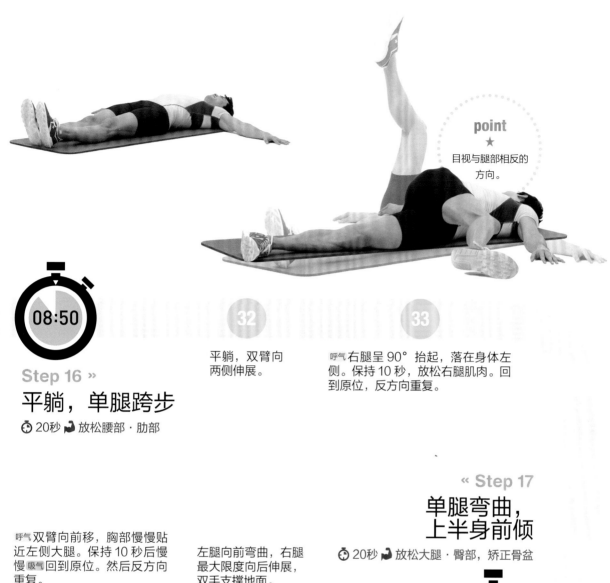

point
★
目视与腿部相反的
方向。

08:50

Step 16 »

平躺，单腿跨步

⏱ 20秒 💪 放松腰部·肋部

32 平躺，双臂向
两侧伸展。

33 ᵒᵍ右腿呈90°抬起，落在身体左
侧。保持10秒，放松右腿肌肉。回
到原位，反方向重复。

« Step 17

单腿弯曲，
上半身前倾

⏱ 20秒 💪 放松大腿·臀部，矫正骨盆

ᵒᵍ双臂向前移，胸部慢慢贴
近左侧大腿。保持10秒后慢
慢 吸气回到原位。然后反方向
重复。

左腿向前弯曲，右腿
最大限度向后伸展，
双手支撑地面。

35

34

09:10

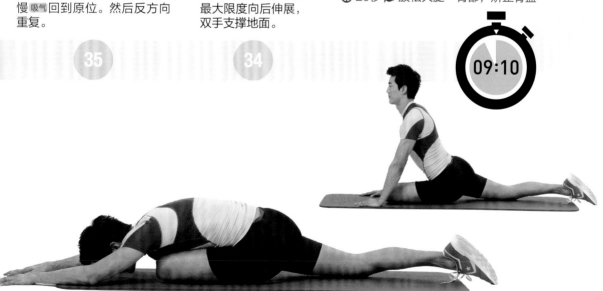

Tip 做这个动作的时候，哪边感觉困难，哪边就
需要再多重复1~2次。

10分钟家庭健身

第 4 阶段

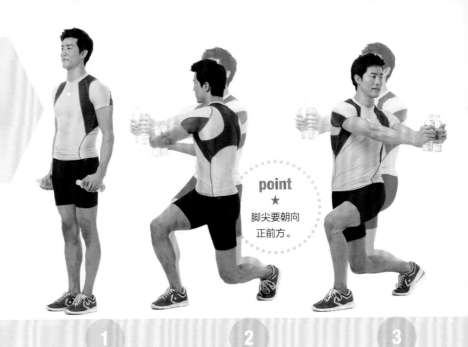

point
★
脚尖要朝向正前方。

全身运动
Step 1~6

00:50

1　双手各握一个水瓶，双脚并拢站立。

2　吸气　右腿向前迈出一步，下蹲弓步，双臂举至胸部高度，然后向右侧转体。

3　呼气　回到原位后换反方向重复。该组动作重复 10 次。

Step 1 »

握水瓶弓步转体 Ⅱ

⏱ 50秒　💪 强化腹部 · 肋部 · 大腿

« Step 7

单脚画圆

⏱ 1分30秒
💪 强化腹部 · 腰部 · 臀部

06:30

Step1~6(❶~⓫)
再重复一次

整理运动
Step 7~12

« Step 6

调整呼吸

⏱ 10秒

吸气　双臂伸展开，呼气　双臂向前伸。重复 5 次。

02:30

13　呼气　腿部按顺时针方向画圆，重复 10 次后换逆时针方向画圆。然后换左腿重复。

12　平躺在地面上，双臂伸展，抬起右腿。

point
★
脚尖用力。腿不要弯曲，这样运动才有效。

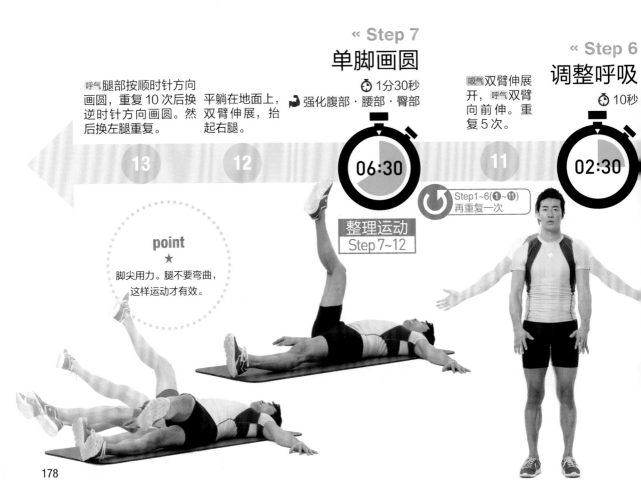

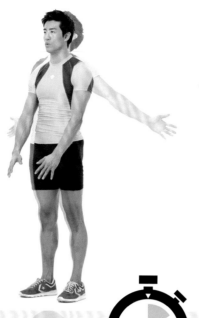

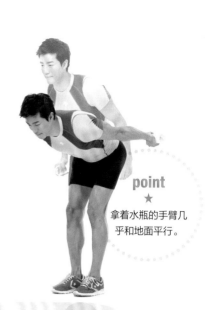

point
★
拿着水瓶的手臂几乎和地面平行。

01:00 ④

吸气双臂伸展开，呼气双臂向前伸。重复5次。

Step 2 »

调整呼吸
🕐 10秒

01:30 ⑤

双脚并拢，手拿水瓶，双臂贴紧身体，向上抬。

Step 3 »

前倾 & 后抬 II
🕐 30秒 💪 强化臂部

⑥

呼气膝盖稍弯曲，上半身前倾，双臂向后抬起。吸气回到原位。重复10次。

吸气臀部向后坐，两膝呈直角弯曲，上半身前倾。为了抓住重心，双臂同时向前伸。保持1秒后呼气回到原位。重复10次。

« Step 4

扭腿拉伸手肘
🕐 20秒 💪 放松臂部·肩部·肋部

01:50

两腿交叉站立，右脚放在左脚后面，双臂弯曲，放于头部后方，左手抓住右肘。

双手紧握水瓶，双脚分开，比肩稍宽，脚尖向外。

« Step 5

相扑硬拉
🕐 30秒
💪 强化大腿·腰部

02:20 ⑧

呼气上半身向左侧屈。保持10秒后吸气回到原位，反方向重复。

⑩ ⑨

point
★
臀部内侧与外侧都要用力。

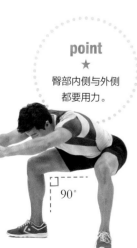

90°

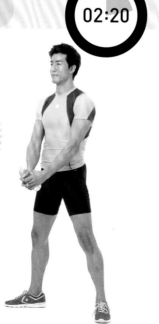

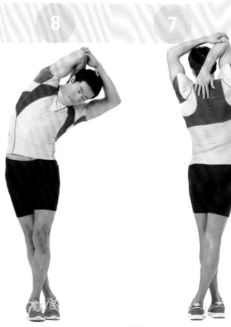

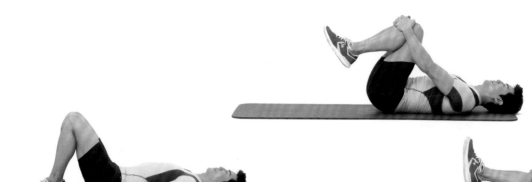

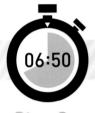

06:50

14

平躺，深吸一口气然后慢慢呼气。重复 10 次。

Step 8 »
调整呼吸

⏱ 20秒

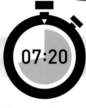

07:20

15

平躺，双手紧抱双膝。

16

呼气 将双膝拉至胸部位置，保持 10 秒后 吸气 回到原位。重复 3 次。

Step 9 »
拉伸双膝

⏱ 30秒 💪 放松腰部

呼气 臀部向斜后方下压。保持 10 秒后换反方向重复。该组动作重复 2 次。

双臂分开，与肩同宽，双手与膝盖支撑地面。

« Step 12
臀部斜压

⏱ 40秒 💪 放松臀部·腰部

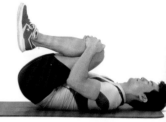

09:20

22

21

point
★
肩部、背部和臀部要呈直线。

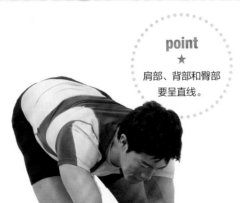

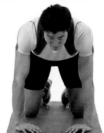

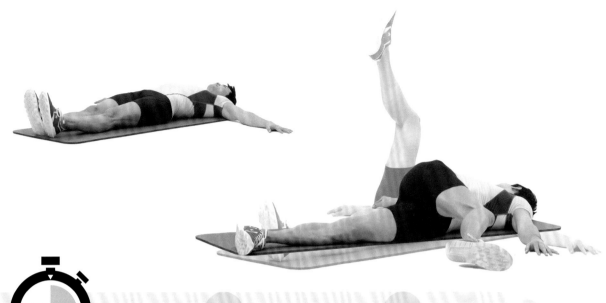

08:00

¹⁷

平躺，双臂向两侧伸展。

¹⁸

^{呼气}右腿呈 90° 抬起，落在身体左侧。保持 10 秒，放松右腿肌肉。然后回到原位，反方向重复。

Step 10 »

平躺，单腿跨步

⏱ 40秒 💪 放松腰部·肋部

^{呼气}双臂向前，胸部慢慢贴近左侧大腿。保持 10 秒后慢慢 ^{吸气}回到原位，然后反方向重复。

左腿向前弯曲，右腿最大限度向后伸展，双手支撑地面。

« Step 11

单腿弯曲，上半身前倾

⏱ 40秒 💪 放松大腿·臀部，矫正骨盆

08:40

²⁰

¹⁹

point
★
侧面看，背部和腰部要呈直线。

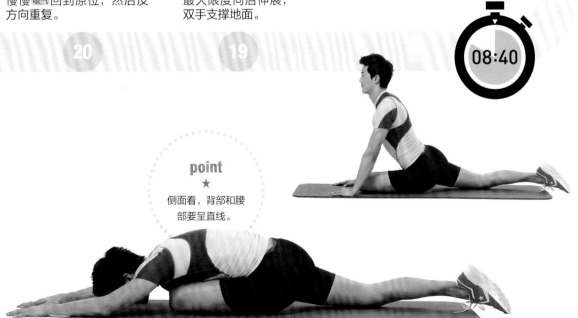

第3周减肥清单

来看看自己这一周的
生活习惯吧！

3rd. week
check list

坚持到现在也没有放弃的你
显然已经是专家了！
再加把劲！
成功就在眼前了，
加油！加油！

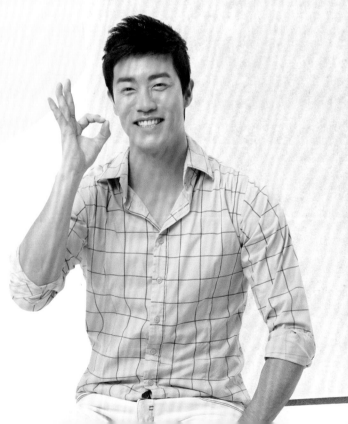

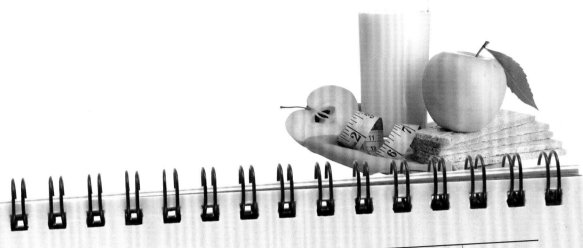

	总是 （每天）	经常 （每周3次以上）	偶尔 （每周1~2次）	从不 （每周0次）
尔吃早餐吗？	10	7	4	0
每天的饮水量够1L（约5杯）吗？	10	7	4	0
是在固定的时间睡觉吗？	10	7	4	0
饭后会散步10分钟吗？	10	7	4	0
你吃夜宵吗？	0	2	4	10
你喝酒吗？	0	2	4	10
每天10分钟的家庭健身第1阶段完成了吗？	10	7	4	0
每天在相同的时间运动吗？	10	7	4	0
不乘电梯而走楼梯吗？	10	7	4	0
饭前吃水果吗？	10	7	4	0
合计				分

回想这一周的运动，记录下自己值得称赞和需要改善的地方吧。

4th. week

全面提升运动能力

　　第4周将介绍全面提升运动能力的基本方法，以及有助于减肥和健康，能提升体力、耐力、平衡感和爆发力的动作。为缓解全身疼痛，将每个动作都做到位非常重要。

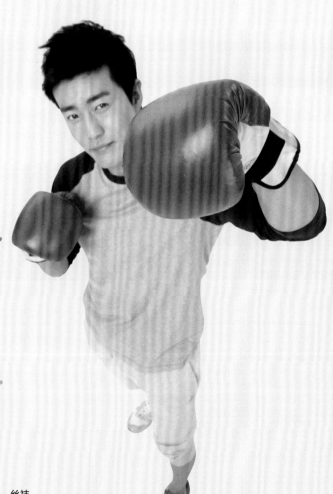

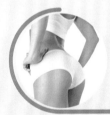

星期一·星期四

运动目标：打造 S 形曲线

- 消耗热量：287kcal
- 使用器具：毛巾
- 运动部位：背部，腰部，臀部

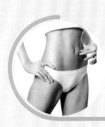

星期二·星期五

运动目标：打造下半身曲线

- 消耗热量：298kcal
- 使用器具：毛巾
- 运动部位：大腿，腹部

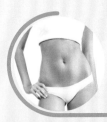

星期三·星期六

运动目标：紧实全身肌肉

- 消耗热量：302kcal
- 使用器具：卷筒纸，塑料袋，水瓶，丝袜
- 运动部位：大腿，肋部，肩部

本周食谱

能让身体更健康的食谱

　　本周请多摄入清汤类、野菜、菠菜、豆芽，白菜泡菜、水萝卜泡菜、凤尾鱼、大豆等盐分含量较少的低盐食品和酱料较少的食品。

第 4 周食谱要点

早：1 种蛋白质食品和水果
中：不要暴饮暴食，餐后要散步
晚：不要暴饮暴食，要低盐

	早餐	午餐	零食	晚餐
星期一	1 个苹果 1 碗麦片粥 1 杯低脂牛奶	1 碗豆腐拌饭 1 小盘水泡菜	少许坚果 （25g，约 10 颗杏仁）	1/2 碗糙米饭 3 个蛋清做的蔬菜蛋羹 1 小盘凤尾鱼炒花生 1 小盘黄瓜泡菜
星期二	1 个苹果 1 碗麦片粥 2 个煮鸡蛋清	1 根香蕉 1/2 碗糙米饭 3 个蛋清做的蛋羹 1 小盘蘑菇烤洋葱	1 杯低脂酸奶	1 个红薯 1/2 碗黑豆饭 1 块烤鲅鱼 1 小盘低盐泡菜
星期三	3 个蛋清做的蔬菜蛋羹 1/2 碗糙米饭 5 个圣女果	1 碗拌饭 1 块嫩豆腐	少许坚果 （25g，约 10 颗杏仁）	1/2 碗糙米饭 3 个蛋清做的豆腐蛋羹 1 大盘牛肉蘑菇酱罐头 &1 小盘生菜
星期四	2 个煮蛋清 1 块全麦吐司 1 杯番茄汁	1/2 碗糙米饭 1 碗豆腐海带汤 1 大盘烤猪肉 & 紫苏叶 1 小盘拌茄子	1 杯低脂酸奶	1 小盘卤猪肉 1 大盘白菜 & 蔬菜肠 1 小盘洋葱胡椒拌菜
星期五	1 个苹果 1 碗麦片粥 1 杯番茄汁	1 碗拌饭 1 块嫩豆腐	少许坚果 （25g，约 10 颗杏仁）	1 碗蘑菇蛋包饭 1 碗金针菇汤 1 大盘圆生菜沙拉
星期六	2 个煮蛋清 1 碗麦片粥 1 杯生胡萝卜汁	1 杯低脂牛奶 1/2 碗糙米饭 1 块烤鸡胸肉 1 大盘蔬菜沙拉	1 杯低脂酸奶	1/2 碗糙米饭 1 块烤鸡胸肉 1 大盘烤蔬菜（茄子、西蓝花、洋葱等）
星期日	2 个煮蛋清 1 块全麦吐司	1 大盘豆腐炖蔬菜 1/2 碗糙米饭 1 小盘猪肉炒蔬菜	少许坚果 （25g，约 10 颗杏仁）	1/2 碗糙米饭 1 大盘烤猪肉 & 紫苏叶 1 小盘蘑菇烤洋葱

星期一·星期四

1·4day

打造 S 形曲线

消耗热量：**287kcal**

使用器具：毛巾

运动部位：背部，
腰部，臀部

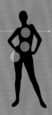

不管多瘦，随着年龄的增长，背部、腰部和臀部的赘肉会逐渐突出，而减掉这些赘肉并不容易。第 4 周 1·4day 将介绍打造背部、腰部和臀部线条的运动。

10 分钟 家庭健身

第 **1** 阶段

准备运动
Step 1~4

00:20

Step 1 »

抓毛巾提升胸部

⏱ 20秒 💪 放松胸部·颈部·肩部

1

双脚分开，与肩同宽，背部绷紧，双手抓住毛巾。

有氧运动
Step 5~10

« Step 5

毛巾越野

⏱ 1分钟 💪 刺激全身

⟮呼气⟯上半身向左倾，保持 5 秒后⟮吸气⟯回到原位。然后反方向重复。该组动作重复 3 次。

« Step 6

调整呼吸

⟮吸气⟯双臂伸展开，⟮呼气⟯双臂向前伸。重复 5 次。

⏱ 10秒

只穿袜子站立，毛巾围在腰后，双腿一前一后，以每秒 2 次的速度快速交替移动。重复 100 次。

02:45

9

02:35

8

7

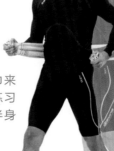

Tip 利用毛巾来练习比空手练习更能刺激上半身肌肉。

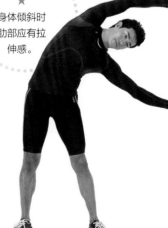

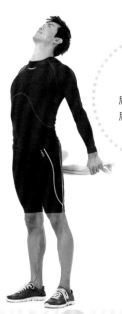

point
★

肩膀不能上抬。
肩膀后倾，胸部
要展开。

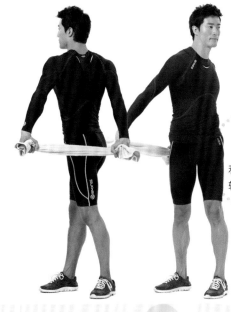

point
★

利用反作用力
转动上半身。

2

吸气双臂向下伸展，胸部伸
展开，保持 5 秒后 呼气回到
原位。重复 3 次。

00:50

Step 2 »
上半身左右摆动
⏱30秒 💪放松腰部·肋部

3

吸气双腿分开，比肩稍宽，
双手放在身后抓紧毛巾两
端。呼气双臂和上半身左右
摆动。重复 10 次。

« Step 3
上半身前倾站立
⏱15秒 💪放松腰部·肩部

01:05

« Step 4
拉伸肋部
⏱30秒 💪放松肋部

双腿分开，与肩
同宽，双手举过
头顶，紧握毛巾
两端。

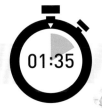

01:35

呼气 上半身前倾，双
臂向上举，吸气 然后
回到原位。重复 5 次。

5

双腿分开，比肩稍宽，
双手放在身后抓紧毛
巾两端。

4

6

point
★

不要勉强抬起双臂，
利用上半身前倾时的
反作用力让手臂自然
抬起，放下。

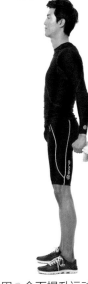

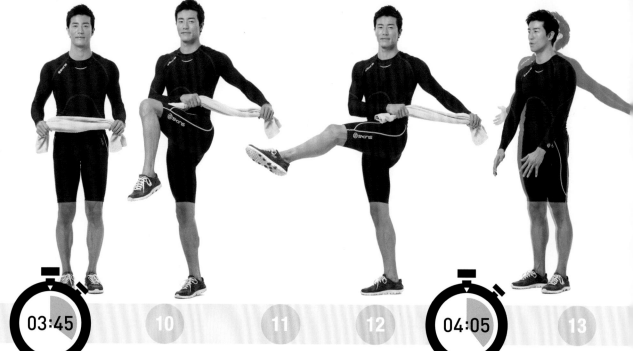

03:45

Step 7 »

毛巾康康舞 Ⅰ

⏱ 1分钟 💪 强化大腿·腹部

10 双脚分开，与骨盆同宽，在腰部位置拉伸毛巾。

11 吸气 拉紧毛巾向左转体，左膝向右抬起 呼气 然后落下。

12 吸气 左脚向右侧抬升至腰部高度，呼气 然后放下。换反方向重复11、12的动作。重复20次。

04:05

Step 8 »

调整呼吸

⏱ 20秒

13 吸气 双臂伸展开，呼气 双臂向前伸。重复10次。

---

5 吸气 左脚向右抬至胸部位置，呼气 然后落到原地。反方向重复4、5的动作。重复20次。

4 吸气 拉紧毛巾向左侧转体，左膝上抬，使之与腰部成斜线，呼气 然后回到原地。

« Step 3

毛巾康康舞 Ⅱ

⏱ 1分钟 💪 强化大腿·腹部

3 双脚分开，与骨盆同宽，在腰部位置拉伸毛巾。

02:10

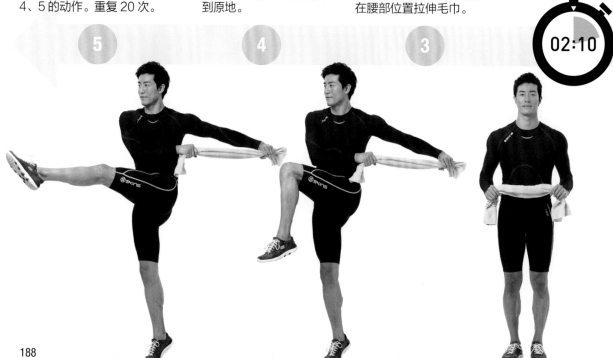

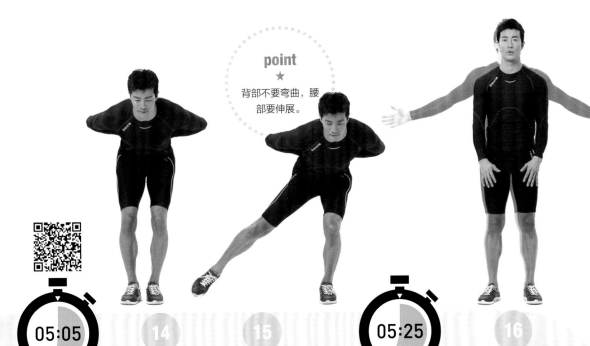

point
★
背部不要弯曲，腰部要伸展。

05:05

14
双腿并拢，上半身前倾，双手置于背后。

15
吸气 右脚像滑冰一样向右侧伸出，只用脚尖点地，保持3秒后 呼气 回到原位，反方向重复。该组动作重复10次。

05:25

16
吸气 双臂伸展开，呼气 双臂向前伸。重复10次。

Step 9 »

原地溜冰

⏱ 1分钟
💪 强化大腿·腰部

Step 10 »

调整呼吸

⏱ 20秒

Step 1~10 (❶~⓰)
再重复一次

« Step 2

调整呼吸

⏱ 10秒

2
吸气 双臂伸展开，呼气 双臂向前伸。重复5次。

01:10

1
只穿袜子站立，毛巾围在腰后，双腿一前一后，以每秒2次的速度快速交替移动。重复100次。

« Step 1

毛巾越野

⏱ 1分钟 💪 刺激全身

01:00

有氧运动
Step 1~6

10 分钟
家庭健身

第 ❷ 阶段

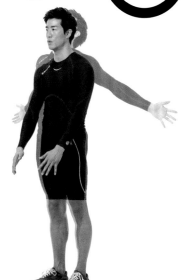
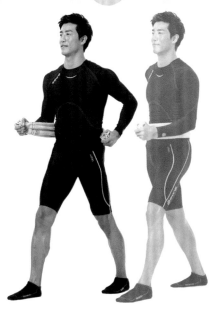

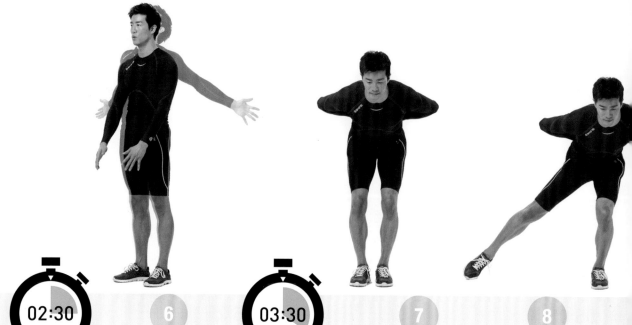

02:30

Step 4 »
调整呼吸
⏱ 20秒

⑥

吸气双臂伸展开，
呼气双臂向前伸。
重复 10 次。

03:30

Step 5 »
原地溜冰
⏱ 1分钟
💪 强化大腿·腰部

⑦

双腿并拢，上
半身前倾，双
手置于背后。

⑧

吸气右脚像滑冰一样向
右侧伸出，只用脚尖点
地，保持 3 秒后呼气回
到原位，反方向重复。
该组动作重复 10 次。

⑯

吸气上半身下压，腋
窝贴近地面，呼气保
持 10 秒后回到原位。
重复 2 次。

⑮

俯身，双膝跪地，
双手支撑地面。

« Step 10
腰部、肩部下压
⏱ 20秒 💪 放松腰部·肩部

09:20

⑭

吸气右手和左脚同时
抬起，保持 1 秒。
呼气慢慢回到原位，
手脚着地之前重复
10 次。然后反方向
重复 10 次。

point
★
腿部不要抬高，
脚尖用力向前伸。

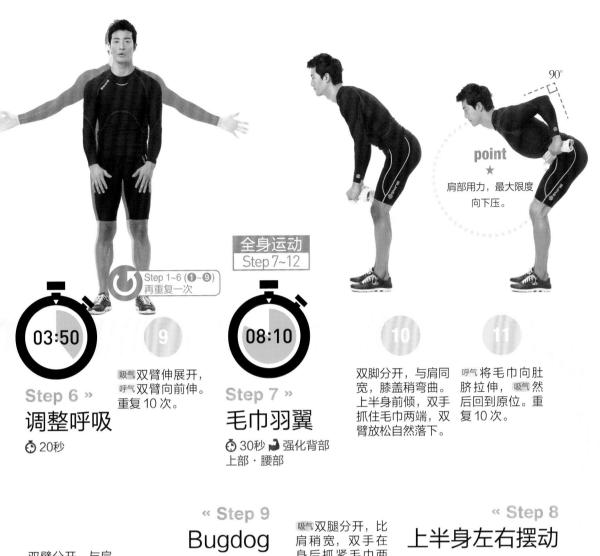

全身运动
Step 7~12

Step 1~6 (**1**~**9**)
再重复一次

03:50   **9**

Step 6 »

调整呼吸

⏱ 20秒

吸气双臂伸展开，呼气双臂向前伸。重复 10 次。

08:10

Step 7 »

毛巾羽翼

⏱ 30秒 💪 强化背部上部·腰部

point
★
肩部用力，最大限度向下压。

10

双脚分开，与肩同宽，膝盖稍弯曲。上半身前倾，双手抓住毛巾两端，双臂放松自然落下。

11

呼气将毛巾向肚脐拉伸，吸气然后回到原位。重复 10 次。

« Step 9

Bugdog

⏱ 40秒 💪 强化背部·腰部

双臂分开，与肩同宽，俯卧在垫子上，双手与膝盖支撑地面。

13

09:00

point
★
侧面看呈"冂"型，尽量伸展背部。

吸气双腿分开，比肩稍宽，双手在身后抓紧毛巾两端。呼气双臂和上半身左右摆动。重复 10 次。

« Step 8

上半身左右摆动

⏱ 10秒 💪 放松腰部·肋部

12

08:20

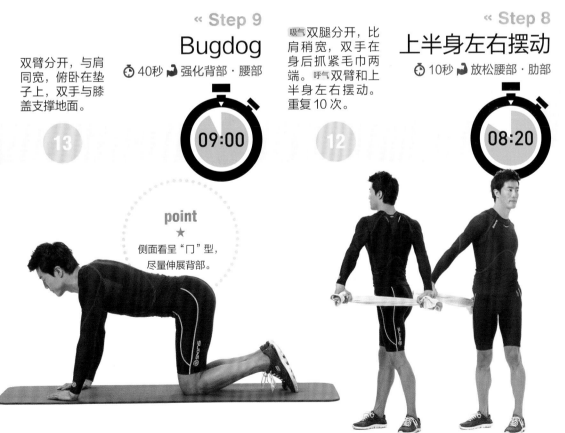

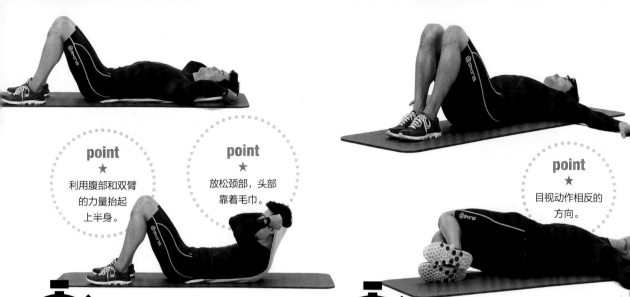

point
★
利用腹部和双臂的力量抬起上半身。

point
★
放松颈部，头部靠着毛巾。

point
★
目视动作相反的方向。

09:50

17

18

10:10

19

20

Step 11 »

毛巾仰卧起坐

⏱ 30秒 💪 强化腹部

吸气 平躺，膝盖弯曲，双手紧抓毛巾两端，用毛巾托起头部。

吸气 拉伸毛巾，抬起上半身，呼气 然后回到原位。重复10次。

Step 12 »

腰部伸展运动

⏱ 20秒 💪 放松肋部

平躺，双臂向两侧伸展，膝盖弯曲。

呼气 上半身保持不动，双膝转向身体右侧。保持10秒后换反方向重复。

吸气 右脚像滑冰一样向右侧伸出，只用脚尖点地，保持3秒后呼气回到原位，反方向重复。该组动作重复10次。

双腿并拢，上半身前倾，双手置于背后。

« Step 5

原地溜冰

⏱ 1分钟 💪 强化大腿·腰部

« Step 4

调整呼吸

⏱ 10秒

吸气 双臂伸展开，呼气 双臂向前伸。重复5次。

8

7

03:20

6

02:20

point
★
背部要伸展，膝盖不要弯曲。

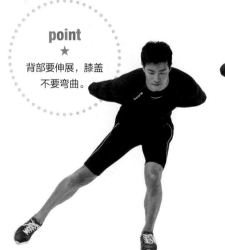

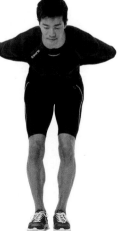

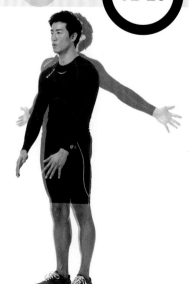

10 分钟
家庭健身

第 **3** 阶段

有氧运动
Step1~6

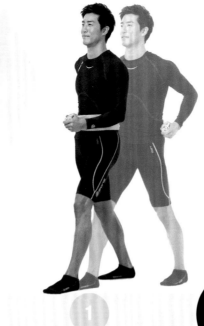

01:00

Step 1 »

毛巾越野

⏱ 1分钟 💪 刺激全身

只穿袜子站立，将毛巾围在腰后，双腿一前一后，以每秒 2 次的速度快速交替移动。重复 100 次。

01:10

Step 2 »

调整呼吸

⏱ 10秒

吸气双臂伸展开，呼气双臂向前伸。重复 5 次。

吸气左脚向右抬至胸部位置，呼气然后落到原地。反方向重复 4、5 的动作。重复 20 次。

吸气拉紧毛巾，向左侧转体，左膝上抬，左膝与腰部成斜线，呼气然后回到原地。

双脚分开，与骨盆同宽，在腰部位置拉伸毛巾。

« Step 3

毛巾康康舞 Ⅱ

⏱ 1分钟 💪 强化大腿·腹部

02:10

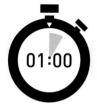

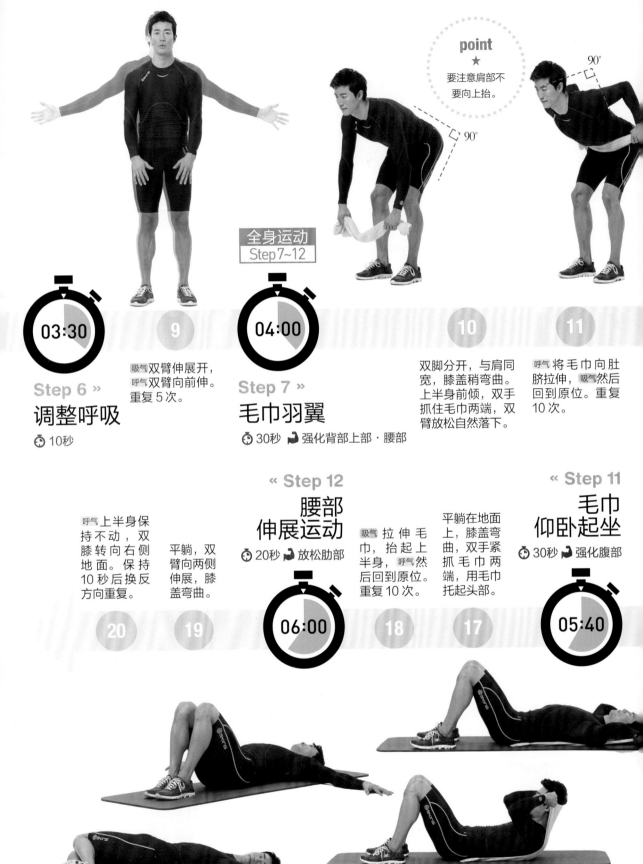

point
★
要注意肩部不
要向上抬。

90°

90°

03:30

9

吸气双臂伸展开，
呼气双臂向前伸。
重复 5 次。

全身运动
Step 7~12

04:00

10

双脚分开，与肩同
宽，膝盖稍弯曲。
上半身前倾，双手
抓住毛巾两端，双
臂放松自然落下。

11

呼气将毛巾向肚
脐拉伸，吸气然后
回到原位。重复
10 次。

Step 6 »
调整呼吸
⏱ 10秒

Step 7 »
毛巾羽翼
⏱ 30秒 💪 强化背部上部·腰部

« Step 12
腰部
伸展运动
⏱ 20秒 💪 放松肋部

« Step 11
毛巾
仰卧起坐
⏱ 30秒 💪 强化腹部

呼气上半身保
持不动，双
膝转向右侧
地面。保持
10 秒后换反
方向重复。

平躺，双
臂向两侧
伸展，膝
盖弯曲。

吸气拉伸毛
巾，抬起上
半身，呼气然
后回到原位。
重复 10 次。

平躺在地面
上，膝盖弯
曲，双手紧
抓毛巾两
端，用毛巾
托起头部。

20

19

06:00

18

17

05:40

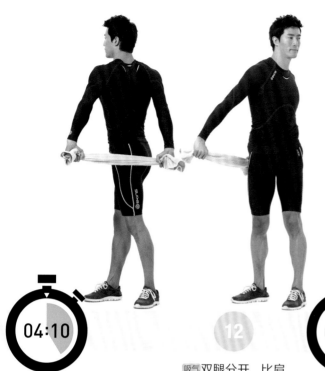

Tip 膝盖不要太用力，不要在坚硬的地方进行这个动作，要准备柔软的垫子。

04:10

12
吸气双腿分开，比肩稍宽，双手在身后抓紧毛巾两端。呼气双臂和上半身左右摆动。重复5次。

Step 8 »
上半身左右摆动
⏱ 10秒 💪 放松腰部·肋部

04:50

13
双臂分开，与肩同宽，俯卧在垫子上，双手与膝盖支撑地面。

Step 9 »
Bugdog
⏱ 40秒 💪 强化背部·腰部

« Step 10
腰部、肩部下压
⏱ 20秒 💪 放松腰部·肩部

吸气上半身下压，腋窝贴近地面，呼气保持10秒后回到原位。重复2次。

俯卧，双膝跪地，双手支撑地面。

05:10

吸气右手和左脚同时抬起，保持1秒。呼气慢慢回到原位，手脚着地之前重复10次。然后反方向重复10次。

16

15

14

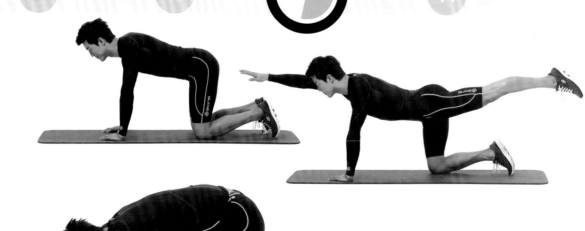

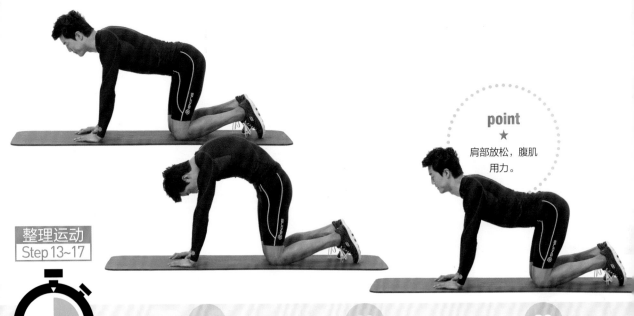

整理运动
Step 13~17

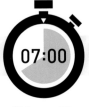
07:00

Step 13 »
猫姿势
⏱ 1分钟 💪 放松腰部，强化腹部

21 俯身，双膝跪地，双手支撑地面。

22 吸气 目视肚脐，身体从尾骨到背部慢慢弯曲，保持5秒。

23 呼气 背部慢慢伸展，腰部向下压，目视前方。重复5次。

« Step 16
脚趾夹毛巾
⏱ 30秒 💪 放松脚趾·脚掌

« Step 17
毛细血管运动
⏱ 1分钟 💪 刺激毛细血管，促进血液循环

平躺在地面上，双腿抬起。双臂与地面呈直角自然抬起。快速抖动手脚。坚持1分钟。

平躺在地面上，膝盖弯曲立起，脚掌着地，脚趾夹紧毛巾。保持10秒后放松。重复3次。

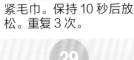
09:40

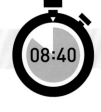
08:40

30

29

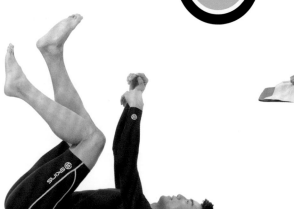

point
★
尽量用最大力。有指压的效果。

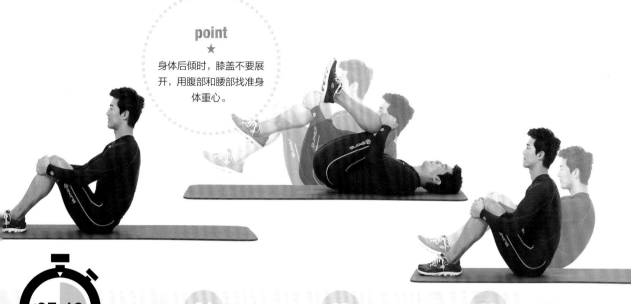

point
★
身体后倾时，膝盖不要展
开，用腹部和腰部找准身
体重心。

07:40

Step 14 »

抱膝后躺

⏱ 40秒 💪 放松腰部

24 坐在地面上，双手紧抱双膝。

25 吸气上半身向后躺。

26 呼气利用反作用力快速抬起身体，吸气然后回到原位。重复10次。

« Step 15

单腿拉伸

⏱ 30秒 💪 放松大腿外侧·骨盆·腰部

28 呼气右腿抬起慢慢靠近身体，保持5秒后吸气回到原位。重复2次后换反方向重复。

27 平躺，双手交叉，抱紧右腿，左腿架在右大腿上。

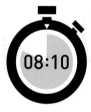
08:10

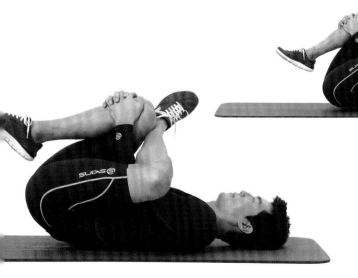

Tip 如果感到困难，头部可以稍稍抬起。

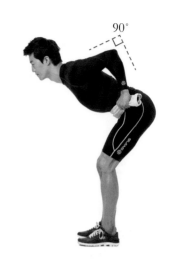

全身运动
Step 1~6

00:30

① ②

Step 1 »

毛巾羽翼

⏱ 30秒 💪 强化背部上部·腰部

双脚分开，与肩同宽，膝盖稍弯曲。上半身前倾，双手抓住毛巾两端，双臂放松自然落下。

呼气 将毛巾向肚脐拉伸，吸气 然后回到原位。重复 10 次。

« Step 6

腰部
伸展运动

⏱ 20秒 💪 放松肋部

« Step 5

毛巾
仰卧起坐

⏱ 30秒 💪 强化腹部

呼气 上半身保持不动，双膝转向右侧地面。保持 10 秒后换反方向重复。

平躺，双臂向两侧伸展，膝盖弯曲。

吸气 拉伸毛巾，抬起上半身，呼气 然后回到原位。重复 10 次。

平躺，膝盖弯曲，双手紧抓毛巾两端，用毛巾托起头部。

⑪ ⑩ **02:30** ⑨ ⑧ **02:10**

Step 1~6 (❶~⑪) 再重复一次

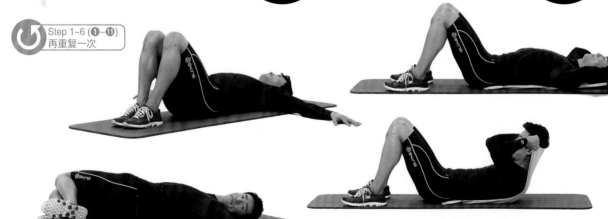

Tip 头部不要着地，连续进行能收到更好的效果。

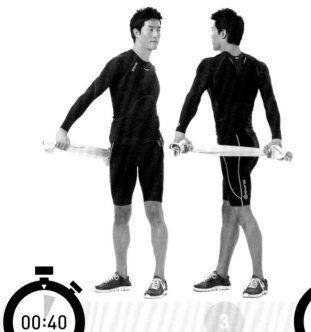

Step 2 »

上半身左右摆动

⏱10秒 💪放松腰部·肋部

吸气双脚分开，比肩稍宽，双手在身后抓紧毛巾两端。呼气双臂和上半身左右摆动。重复 5 次。

Step 3 »

Bugdog

⏱40秒 💪强化背部·腰部

俯身，双膝跪地，双手支撑地面。

吸气上半身下压，腋窝贴近地面，呼气保持 10 秒后回到原位。重复 2 次。

俯身，双膝跪地，双手支撑地面。

« Step 4

腰部、肩部下压

⏱20秒 💪放松腰部·肩部

吸气右手和左脚同时抬起，保持 1 秒。呼气慢慢回到原位，手脚着地前重复 10 次。然后换反方向重复。

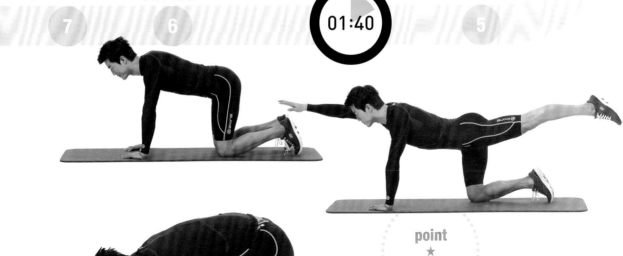

point
★
目视地板。

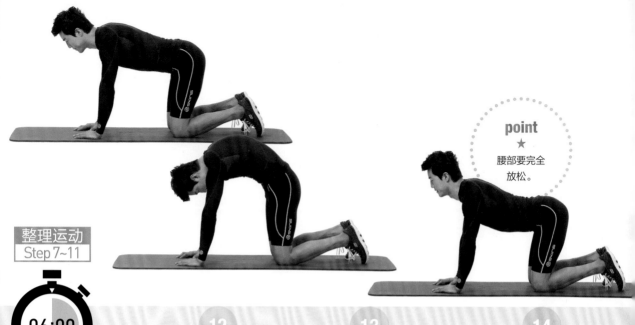

point
★
腰部要完全
放松。

06:00

| 12 | 13 | 14 |

Step 7 »

猫姿势

⏱1分钟 💪放松腰部，强化腹部

俯身，双膝跪地，双手支撑地面。

吸气目视肚脐，身体从尾骨到背部慢慢弯曲，保持5秒。

呼气背部慢慢伸展，腰部向下压，目视前方。重复5次。

« Step 10

脚趾夹毛巾

⏱30秒 💪放松脚趾·脚掌

« Step 11

毛细血管运动

⏱2分钟 💪刺激毛细血管，促进血液循环

平躺在地面上，双腿抬起。双臂与地面呈直角自然抬起。快速抖动手脚。坚持2分钟。

平躺在地面上，膝盖弯曲立起，脚掌着地，脚趾夹紧毛巾。保持10秒后放松。重复3次。

| 21 | **09:40** | 20 | **07:40** |

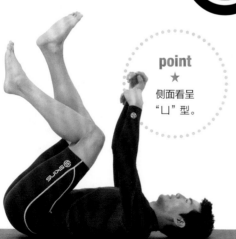

point
★
侧面看呈
"凵"型。

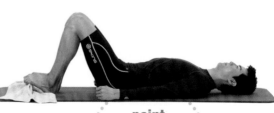

point
★
好像要抽筋的时候
突然用力再突然
放松。

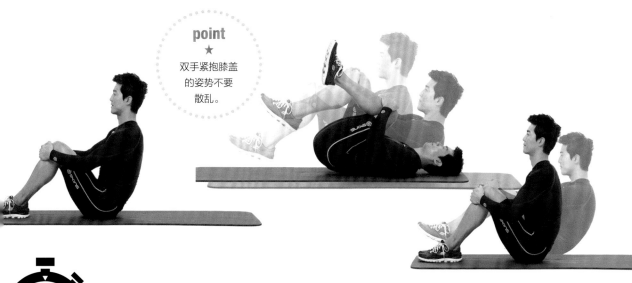

06:40

15

16

17

Step 8 »

抱膝后躺

⏱40秒 💪放松腰部

坐在地面上，双手紧抱双膝。

吸气上半身向后躺。

呼气利用反作用力快速抬起身体，吸气然后回到原位。重复10次。

« Step 9

单腿拉伸

⏱30秒 💪放松大腿外侧·骨盆·腰部

呼气右腿抬起慢慢靠近身体，保持5秒后吸气回到原位。重复2次后换反方向重复。

平躺，双手交叉，抱紧右腿，左腿架在右大腿上。

19

18

07:10

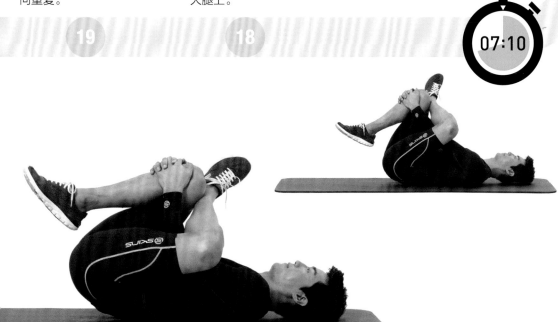

星期二·星期五

2·5day

打造下半身曲线

消耗热量：**298kcal**

使用器具：**毛巾**

运动部位：**大腿，腹部**

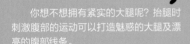

你想不想拥有紧实的大腿呢？抬腿时刺激腹部的运动可以打造魅惑的大腿及漂亮的腹部线条。

10 分钟家庭健身

第 **1** 阶段

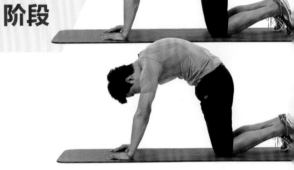

准备运动
Step 1~5

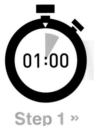
01:00

Step 1 »
猫姿势
⏱ 1分钟 💪 放松腰部，强化腹部

1

俯身，双膝跪地，双手支撑地面。

2

吸气 目视肚脐，身体从尾骨到背部慢慢弯曲，保持 5 秒。

« Step 5
毛细血管运动
⏱ 1分钟 💪 刺激毛细血管，促进血液循环

平躺在地面上，双腿抬起。双臂与地面呈直角自然抬起。快速抖动手脚。坚持 1 分钟。

10

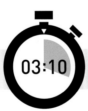
03:10

9

« Step 4
脚趾夹毛巾
⏱ 30秒 💪 放松脚趾·脚掌

平躺在地面上，膝盖弯曲立起，脚掌着地，脚趾夹紧毛巾。保持 10 秒后放松。重复 3 次。

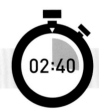
02:40

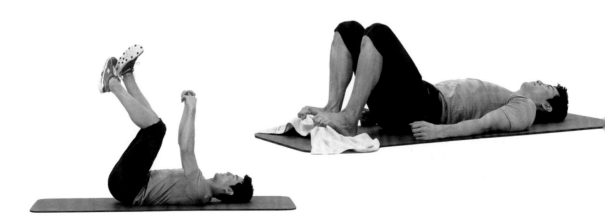

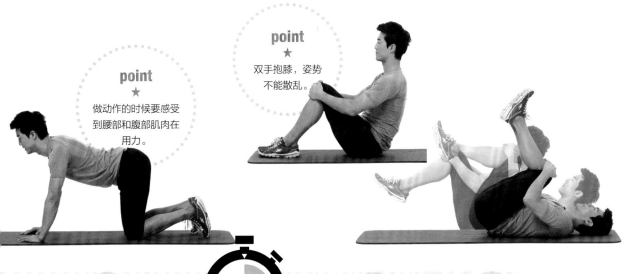

point
★
做动作的时候要感受到腰部和腹部肌肉在用力。

point
★
双手抱膝，姿势不能散乱。

3

01:40

^{呼气}背部慢慢伸展，腰部向下压，目视前方。重复5次。

4

坐在地面上，双手紧抱双膝。

5

^{吸气}上半身向后躺。

Step 2 »
抱膝后躺
⏱40秒 💪放松腰部

« Step 3
单腿拉伸
⏱30秒 💪放松大腿外侧·骨盆·腰部

^{呼气}右腿慢慢向身体靠拢，保持5秒后^{吸气}回到原位，重复2次后换反方向重复。

平躺，双手交叉，抱紧右腿，左腿架在右大腿上。

02:10

^{呼气}利用反作用力快速抬起身体，然后回到原位。重复10次。

8

7

6

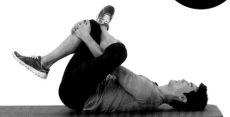

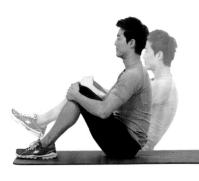

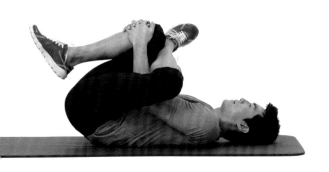

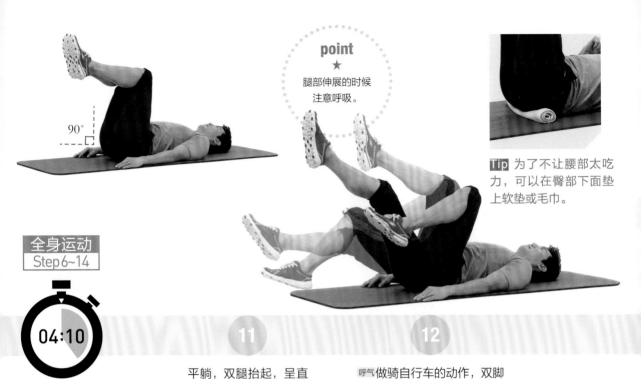

point ★
腿部伸展的时候注意呼吸。

Tip 为了不让腰部太吃力，可以在臀部下面垫上软垫或毛巾。

全身运动
Step 6~14

04:10

Step 6 »

"空中自行车" I

⏱ 1分钟 💪 强化大腿·腹部

11 — 平躺，双腿抬起，呈直角弯曲。

12 — 呼气 做骑自行车的动作，双脚以每秒2次的速度画圆。该组动作重复100次。

« Step 12

平躺触碰脚趾

⏱ 1分钟 💪 强化腹部

« Step 11

调整呼吸

⏱ 10秒

07:10

06:10

21 — 呼气 上半身抬起，尽力触碰脚尖，吸气 然后放下。重复20次。

20 — 平躺，双臂和双腿抬起。

19 — 平躺，深吸一口气然后慢慢呼气。重复5次。

point ★
最大限度地利用上半身力量。

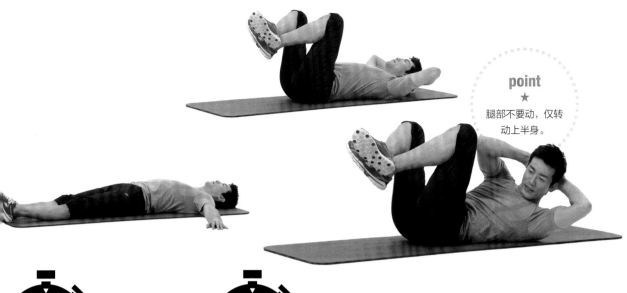

point
★
腿部不要动，仅转
动上半身。

04:30

(13)

平躺，深吸一口
气然后慢慢呼气。
重复 10 次。

Step 7 »

调整呼吸

⏱ 20秒

05:20

(14)

平躺，膝盖弯曲，
双脚交叉呈"X"
形，抬起，双手
放置脑后。

Step 8 »

转体仰卧
起坐

⏱ 50秒 💪 强化肋部·腹部

(15)

呼气 上半身弯曲转体，
右肘贴近左膝，吸气 然
后回到原位，反方向重
复。该组动作重复 10 次。

Step 10 »

臀部冲刺

⏱ 30秒
💪 强化腹部·臀部

平躺，双手放
在臀部旁，双
腿抬起。

06:00

(17)

(16)

平躺，深吸
一口气然后
慢慢呼气。
重复 5 次。

Step 9 »

调整呼吸

⏱ 10秒

05:30

吸气 手部支撑地面，双
腿抬过头顶，臀部上抬，
呼气 然后放下。吸气 臀
部着地之前重复 10 次。

(18)

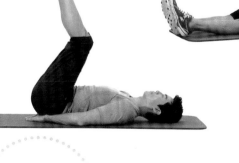

point
★
小腹要用力。

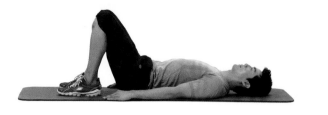

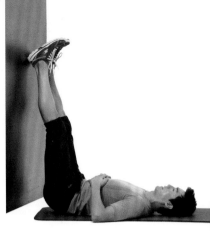

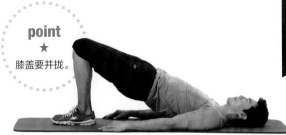

point
★
膝盖要并拢。

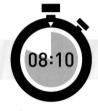

08:10

22

23

09:10

24

Step 13 »

臀部力量举

⏱ 1分钟 💪 强化腹部·臀部

平躺，小腿直立，双手放在大腿两侧。双脚离臀部一个手掌的距离。

呼气 臀部、腰部、背部慢慢抬起，直到膝盖与肩部呈斜线。吸气 背部慢慢回到地面。呼气 臀部着地之前再次抬起，重复 10 次。

Step 14 »

靠墙抬腿

⏱ 1分钟 💪 放松小腿·大腿

臀部靠近墙壁仰卧，双腿靠在墙壁上 1 分钟。

吸气 手部支撑地面，双腿抬过头顶，臀部上抬，呼气 然后放下。吸气 臀部着地前重复 10 次。

平躺，双手放在臀部旁边，双腿抬起。

« Step 5

臀部冲刺

⏱ 30秒 💪 强化腹部·臀部

« Step 4

调整呼吸

⏱ 10秒

平躺，深吸一口气然后慢慢呼气。重复 5 次。

8

7

02:50

6

02:20

Tip 请睡前在柔软的床上练习。

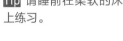

10分钟
家庭健身

第 ❷ 阶段

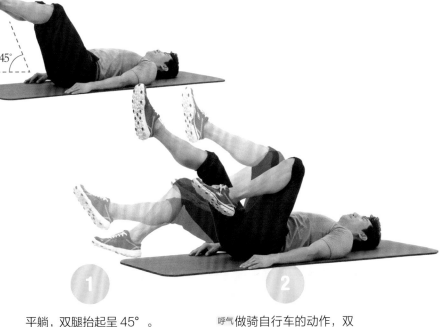

45°

全身运动
Step1~9

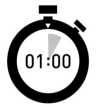

01:00

Step 1 »

"空中自行车" Ⅱ

🕐 1分钟 💪 强化大腿·腹部

① 平躺，双腿抬起呈45°。双手支撑地面。

② ^{呼气}做骑自行车的动作，双脚以每秒2次的速度画圆。该组动作重复100次。

---

^{呼气}上半身弯曲转体，右肘贴近左膝。^{吸气}然后回到原位，反方向重复。该组动作重复10次。

平躺，膝盖弯曲，双脚交叉呈"X"形，抬起，双手放置脑后。

« Step 3

转体仰卧起坐

🕐 50秒 💪 强化肋部·腹部

平躺，深吸一口气然后慢慢呼气。重复10次。

« Step 2

调整呼吸

🕐 20秒

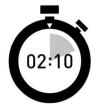

02:10

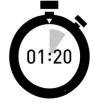

01:20

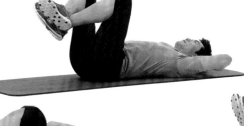

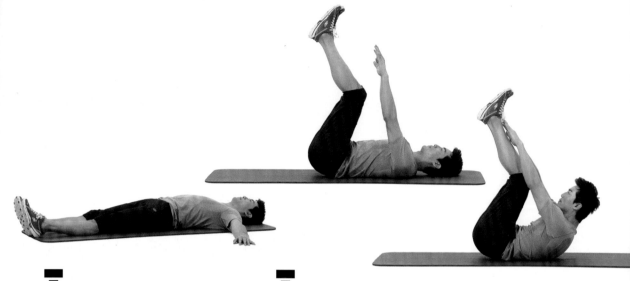

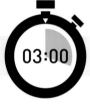

03:00

⑨

Step 6 »
调整呼吸

⏱ 10秒

平躺，深吸一口气然后慢慢呼气。重复5次。

04:00

Step 7 »
平躺，触碰脚尖

⏱ 1分钟　💪 强化腹部

⑩

平躺，双臂和双腿抬起。

⑪

呼气 上半身抬起，尽力触碰脚尖，吸气 回到原位。重复20次。

呼气 上半身弯曲转体，右肘贴近左膝，吸气 然后回到原位。反方向重复。该组动作重复10次。

平躺，膝盖弯曲，双脚交叉呈"X"型，抬起，双手放置脑后。

« Step 3
转体仰卧起坐

⏱ 50秒　💪 强化肋部·腹部

平躺，深吸一口气然后慢慢呼气。重复10次。

« Step 2
调整呼吸

⏱ 20秒

⑤　④　**02:10**　③　**01:20**

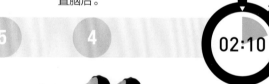

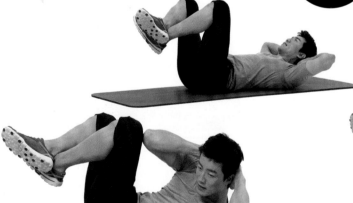

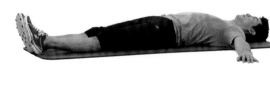

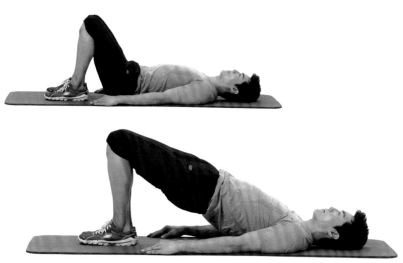
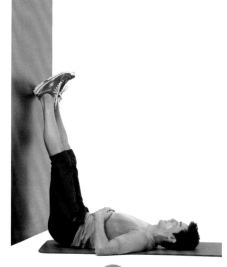

Step 1~9 (❶~⓮)
再重复一次

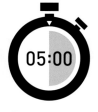

Step 8 »

臀部力量举

⏱ 1分钟 💪 强化腹部·臀部

⑫ 平躺，小腿直立，双手放在大腿两侧。双脚离臀部一个手掌的距离。

⑬ 呼气 臀部、腰部、背部慢慢抬起，直到膝盖与肩部呈斜线。吸气 背部慢慢回到地面。呼气 臀部着地之前再次抬起，重复 10 次。

Step 9 »

靠墙抬腿

⏱ 1分钟 💪 放松小腿·大腿

⑭ 臀部靠近墙壁仰卧，双腿靠在墙壁上 1 分钟。

« Step 1

"空中自行车"Ⅱ

⏱ 1分钟 💪 强化大腿·腹部

② 呼气 做骑自行车的动作，双脚以每秒 2 次的速度画圆。该组动作重复 100 次。

① 平躺，双腿抬起呈 45°。双手支撑地面。

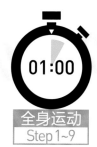

全身运动
Step 1~9

10 分钟
家庭健身

第 ❸ 阶段

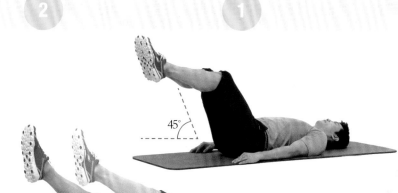

45°

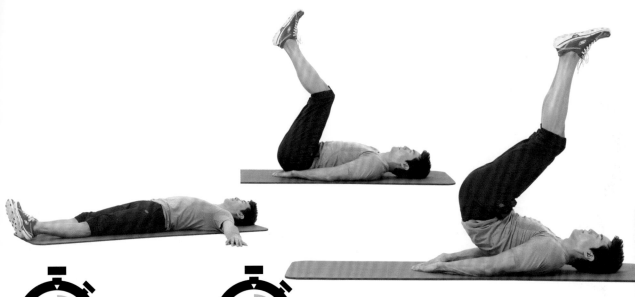

Step 4 »
调整呼吸
⏱ 10秒

平躺，深吸
一口气然后
慢慢呼气。
重复5次。

6

02:20

02:50

Step 5 »
臀部冲刺
⏱ 30秒 💪 强化腹部·臀部

7

平躺，双手放在
臀部旁边，双腿
抬起。

8

吸气 手部支撑地面，
双腿抬过头顶，臀部
上抬，呼气 然后放下。
臀部着地之前重复
10次。

呼气 做骑自行车的动
作，双脚以每秒2
次的速度画圆。该
组动作重复100次。

2

平躺，双腿抬起
呈45°。双手支
撑地面。

1

« Step 1
"空中自行车" II
⏱ 1分钟 💪 强化大腿·腹部

01:00

全身运动
Step 1~9

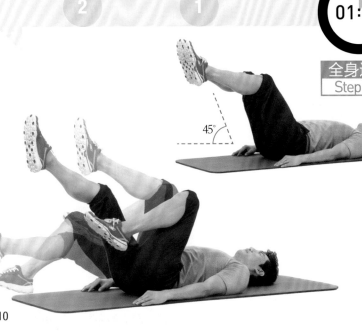

45°

10分钟
家庭健身

第 **4** 阶段

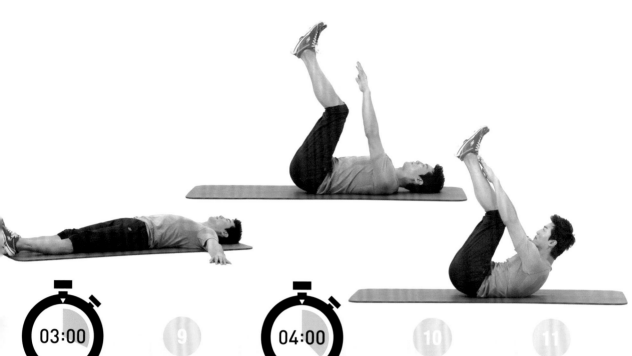

03:00

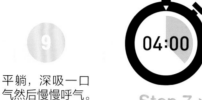

9

平躺，深吸一口气然后慢慢呼气。重复 5 次。

Step 6 »
调整呼吸
⏱ 10秒

04:00

10

平躺，双臂和双腿抬起。

Step 7 »
平躺，触碰脚尖
⏱ 1分钟 💪 强化腹部

11

呼气上半身抬起，尽力触碰脚尖，吸气回到原位。重复 20 次。

Step 8 »
臀部力量举
⏱ 1分钟 💪 强化腹部·臀部

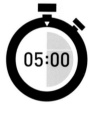

05:00

平躺，膝盖弯曲，双手放置在大腿两侧。双脚离臀部一个手掌的距离。

Step 9 »
靠墙抬腿
⏱ 1分钟 💪 放松小腿·大腿

臀部靠近墙壁仰卧，双腿靠在墙壁上 1 分钟。

呼气臀部、腰部、背部慢慢抬起，直到膝盖与肩部呈斜线。吸气背部慢慢回到地面。呼气臀部着地之前再次抬起，重复 10 次。

13

12

14

06:00

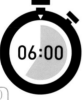
Step 1~9 (❶~⓮)
再重复一次

point
★
要在臀部着地之前连续进行。

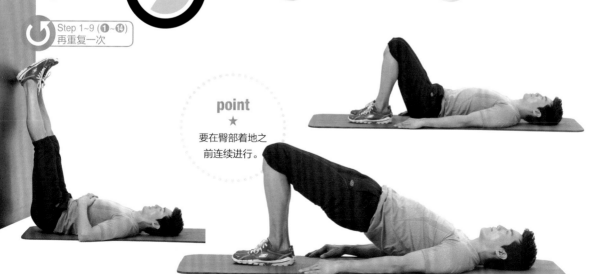

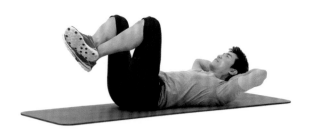

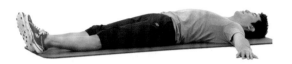

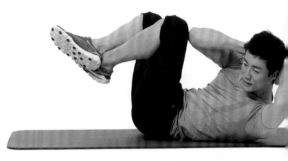

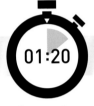

01:20

Step 2 »
调整呼吸
⏱ 20秒

3

平躺，深吸一口气然后慢慢呼气。重复10次。

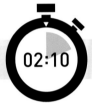

02:10

Step 3 »
转体仰卧起坐
⏱ 50秒 💪 强化肋部·腹部

4

平躺，膝盖弯曲，双脚交叉呈"X"形，抬起，双手放在脑后。

5

呼气 上半身弯曲转体，右肘贴近左膝，吸气 然后回到原位，反方向重复。该组动作重复10次。

« Step 8
臀部力量举
⏱ 1分钟 💪 强化腹部·臀部

呼气 臀部、腰部、背部慢慢抬起，直到膝盖与肩部呈斜线。吸气 背部慢慢回到地面，呼气 臀部着地之前再次抬起，重复10次。

平躺，膝盖弯曲，双手放在大腿两侧。双脚离臀部一个手掌的距离。

05:00

13

12

point
★
要让腰部和臀部肌肉感受到刺激。

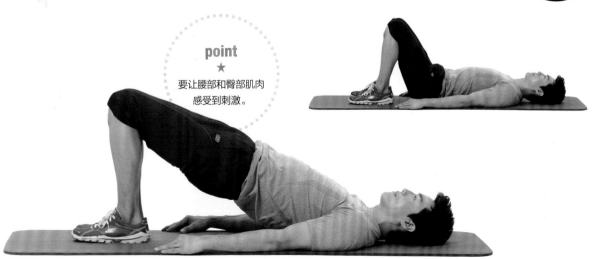

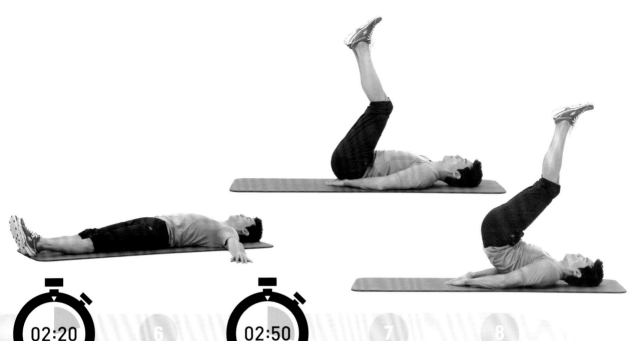

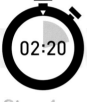

02:20

Step 4 »
调整呼吸
⏱ 10秒

平躺，深吸一口气然后慢慢呼气。重复 5 次。

02:50

6

Step 5 »
臀部冲刺
⏱ 30秒 💪 强化腹部·臀部

平躺，双手放在臀部旁边，双腿抬起。

7

8

吸气双手支撑地面，双腿抬过头顶，臀部上抬，呼气然后放下。吸气臀部着地之前重复 10 次。

呼气上半身抬起，指尖尽力触碰脚尖，吸气然后放下。重复 20 次。

« Step 7
平躺，触碰脚尖
⏱ 1分钟 💪 强化腹部

平躺，双臂和双腿抬起。

04:00

« Step 6
调整呼吸
⏱ 10秒

平躺，深吸一口气然后慢慢呼气。重复 5 次。

03:00

11

10

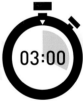

9

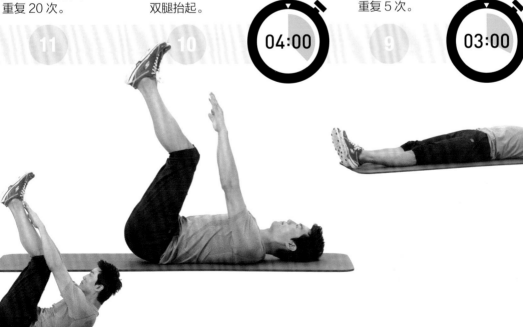

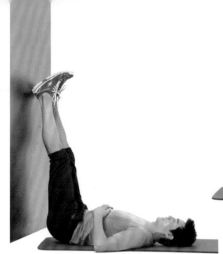

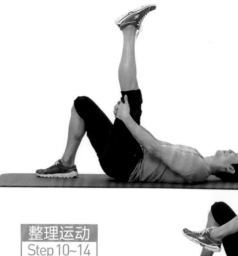

整理运动
Step 10~14

06:00 (14)

臀部靠近墙壁仰卧，双腿靠在墙壁上1分钟。

Step 9 »
靠墙抬腿
⏱ 1分钟 💪 放松小腿·大腿

06:40

平躺，膝盖弯曲，双手抱住左腿，慢慢抬起。

Step 10 »
伸展腿部
⏱ 40秒 💪 放松大腿·膝盖

(15)

呼气 左腿缓缓伸展，吸气 回到原位，重复5次后换反方向重复5次。

(16)

« Step 14
平躺，腰部抬起落下
⏱ 40秒 💪 放松腹部·腰部

吸气 臀部和肩部贴在地面上，仅腰部稍离开地面。保持3秒后 呼气 腹部用力，使腰部贴紧地面。重复5次。

(24)

平躺，双膝抬起，双手自然放在身体两侧。

(23)

09:00

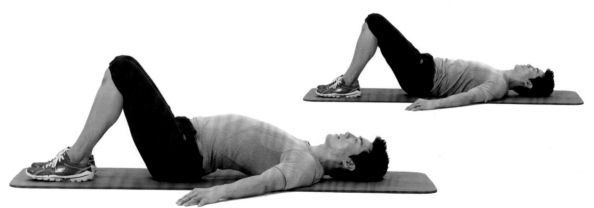

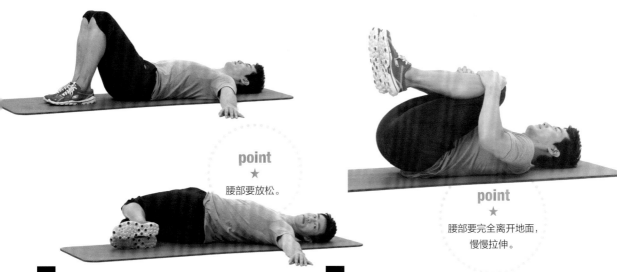

point
★
腰部要放松。

point
★
腰部要完全离开地面，
慢慢拉伸。

07:10

17　平躺，双臂放在身体两侧，膝盖弯曲抬起。

18　呼气上半身保持不动，双膝向右侧转动，保持5秒后换反方向重复。该组动作重复3次。

Step 11 »
腰部
伸展运动
⏱ 30秒 💪 放松肋部

07:40

19　平躺在地面上，双手紧抱双膝。

20　呼气将膝盖慢慢靠近胸部，保持10秒后吸气回到原位，重复3次。

Step 12 »
双膝拉伸
⏱ 30秒 💪 放松腰部

« Step 13
平躺，单腿跨越
⏱ 40秒 💪 放松腰部·肋部

22　呼气左脚向右伸出，目视左侧。保持10秒后吸气回到原位。然后换反方向重复。该组动作重复2次。

21　平躺，左腿抬起，与地面呈直角。

08:20

90°

point
★
双臂不要离开地面，腰部
充分放松转向一侧。

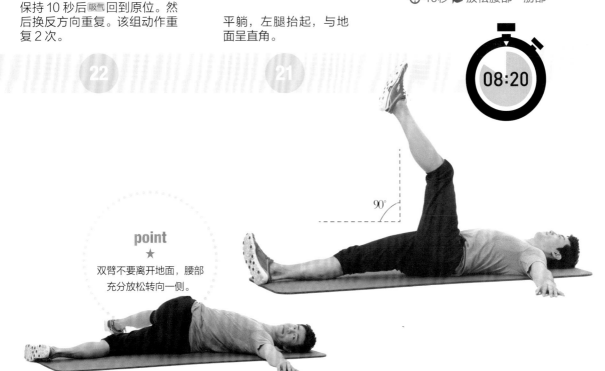

星期三·星期六

3·6day

紧实全身肌肉

消耗热量：**302kcal**

使用器具：卷筒纸，塑料袋，水瓶，丝袜

运动部位：大腿，肋部，肩部

看到身材姣好的运动选手，你是不是也会产生运动的欲望呢？在运动前应该尽量提升自己的运动欲望。

10 分钟 家庭健身

第 ① 阶段

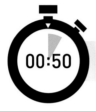

准备运动
Step 1~4

00:50

Step 1 »

扭腿，拉伸手肘

⏱ 50秒 💪 放松手臂·肩部·肋部

右脚放在左脚后面，双臂放在脑后。左手抓住右肘。

有氧运动
Step 5~10

« **Step 6**

调整呼吸

⏱ 10秒

04:30

吸气 双臂伸展开，
呼气 双臂向前伸。
重复 5 次。

9

« **Step 5**

踢塑料袋

⏱ 2分钟 💪 强化腹部·大腿

04:20

将塑料袋装满空气，然后系上，双腿轮换踢塑料袋。坚持 2 分钟。

8

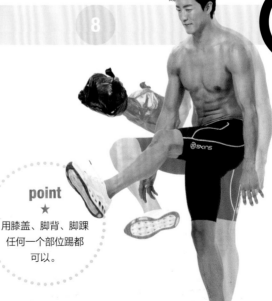

point
★
用膝盖、脚背、脚踝
任何一个部位踢都
可以。

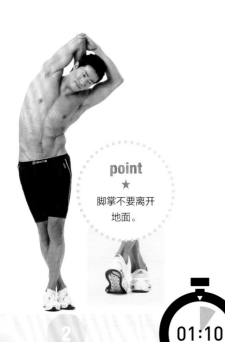

point
★
脚掌不要离开
地面。

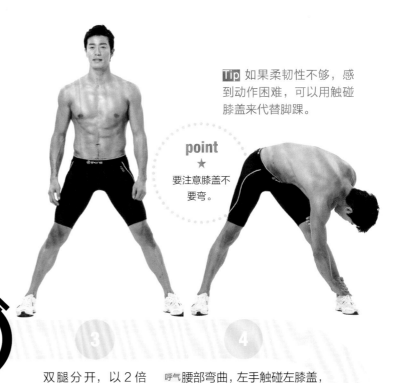

Tip 如果柔韧性不够，感
到动作困难，可以用触碰
膝盖来代替脚踝。

point
★
要注意膝盖不
要弯。

01:10

2
呼气上半身向左侧屈。
保持5秒后 吸气 回到
原位。重复3次后换
反方向重复。

Step 2 »
上半身左右倾
⏱20秒 💪放松肋部·腰部·大腿

3
双腿分开，以2倍
肩宽的距离站立。

4
呼气腰部弯曲，左手触碰左膝盖，
右手抓左脚踝。保持5秒后 吸气
回到原位。然后反方向重复。
该组动作重复2次。

« Step 4
单脚向后拉伸
⏱40秒 💪放松大腿前侧

« Step 3
上半身左右转体
⏱30秒 💪大腿内侧·腰部伸展运动

01:40

7
左腿弯曲，左手
抓住左脚。保持
10秒后换反方向
重复。该组动作
重复2次。

02:20

6
呼气上半身向左侧转，右肩向下压，
保持5秒。吸气回到原位，反方向
重复。该组动作重复3次。

5
双腿分开站立，
下蹲，双手放
在膝盖上。

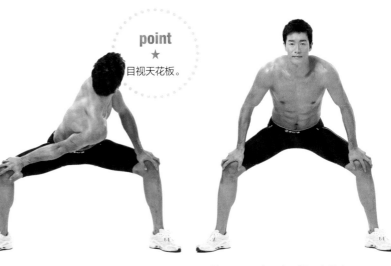

point
★
脚要尽量贴近
臀部。

Tip 如果找重心
困难，可以扶住
椅子或墙壁。

point
★
目视天花板。

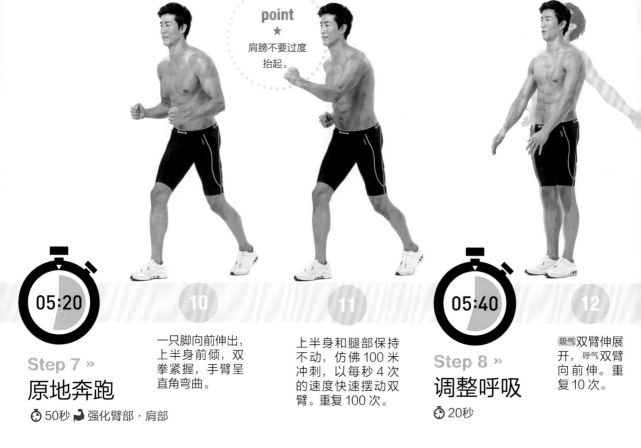

point
★
肩膀不要过度
抬起。

05:20

10

Step 7 »

原地奔跑

⏱ 50秒 💪 强化臂部·肩部

一只脚向前伸出，上半身前倾，双拳紧握，手臂呈直角弯曲。

11

上半身和腿部保持不动，仿佛 100 米冲刺，以每秒 4 次的速度快速摆动双臂。重复 100 次。

05:40

12

Step 8 »

调整呼吸

⏱ 20秒

吸气 双臂伸展开，呼气 双臂向前伸。重复 10 次。

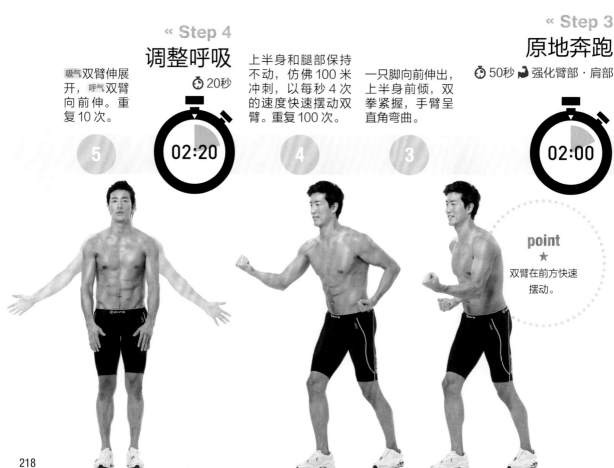

吸气 双臂伸展开，呼气 双臂向前伸。重复 10 次。

« Step 4

调整呼吸

⏱ 20秒

02:20

5

上半身和腿部保持不动，仿佛 100 米冲刺，以每秒 4 次的速度快速摆动双臂。重复 100 次。

4

一只脚向前伸出，上半身前倾，双拳紧握，手臂呈直角弯曲。

3

« Step 3

原地奔跑

⏱ 50秒 💪 强化臂部·肩部

02:00

point
★
双臂在前方快速
摆动。

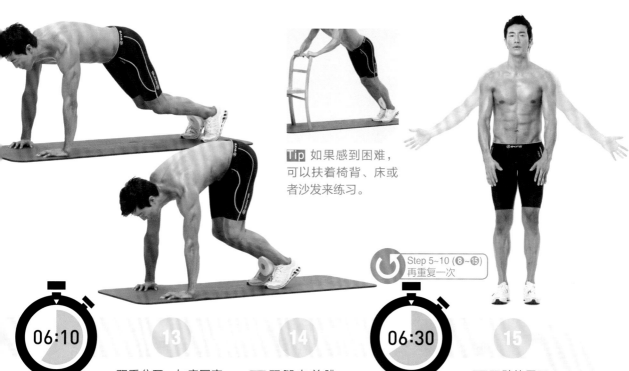

Tip 如果感到困难，可以扶着椅背、床或者沙发来练习。

Step 5~10 (❽~⓯) 再重复一次

06:10

13 双手分开，与肩同宽，支撑地面俯卧，脚踝夹住卷筒纸，保持不动。

14 吸气 双腿向前跳，呼气 然后回到原位，重复 10 次。

Step 9 »

俯卧举膝、落膝

⏱ 30秒 💪 强化腹部·肩部

06:30

15 吸气 双臂伸展开，呼气 双臂向前伸。重复 10 次。

Step 10 »

调整呼吸

⏱ 20秒

« Step 2

调整呼吸

⏱ 10秒

吸气 双臂伸展开，呼气 双臂向前伸。重复 5 次。

2

01:10

将塑料袋装满空气，然后系上，双腿轮换踢塑料袋。坚持1分钟。

1

« Step 1

踢塑料袋

⏱ 1分钟 💪 强化腹部·大腿

01:00

有氧运动
Step1~6

10 分钟
家庭健身

第 ❷ 阶段

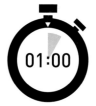

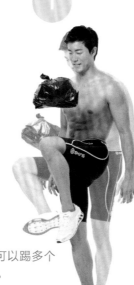

Tip 也可以踢多个塑料袋。

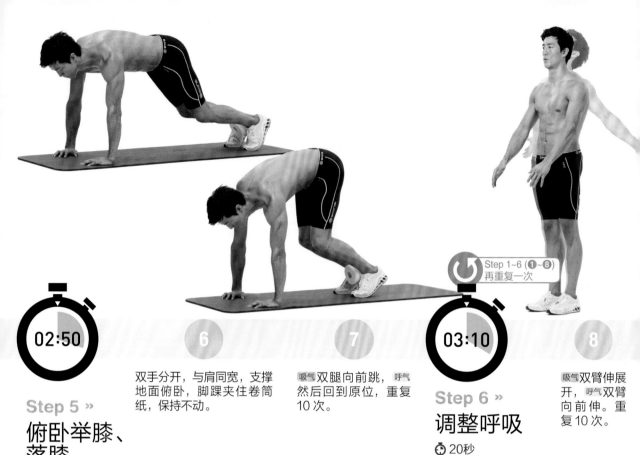

02:50 6 7 **03:10** Step 1~6 (❶~❽) 再重复一次 8

双手分开，与肩同宽，支撑地面俯卧，脚踝夹住卷筒纸，保持不动。

吸气双腿向前跳，呼气然后回到原位，重复10次。

Step 5 »

俯卧举膝、落膝

⏱30秒 💪强化腹部·肩部

Step 6 »

调整呼吸

⏱20秒

吸气双臂伸展开，呼气双臂向前伸。重复10次。

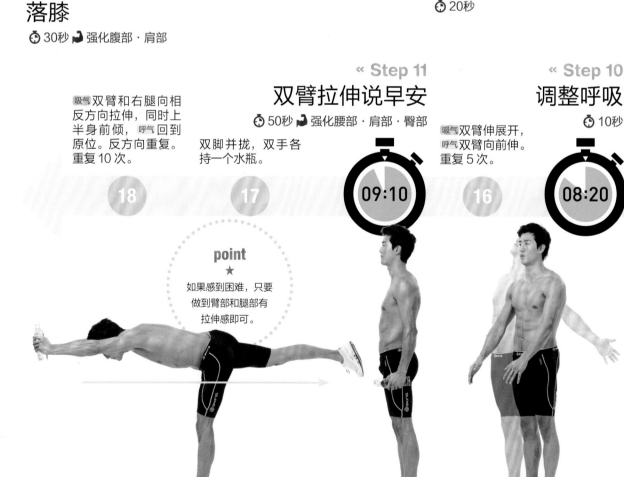

吸气双臂和右腿向相反方向拉伸，同时上半身前倾，呼气回到原位。反方向重复。重复10次。

18 17

« Step 11

双臂拉伸说早安

⏱50秒 💪强化腰部·肩部·臀部

双脚并拢，双手各持一个水瓶。

09:10

16

« Step 10

调整呼吸

⏱10秒

吸气双臂伸展开，呼气双臂向前伸。重复5次。

08:20

point
★
如果感到困难，只要做到臂部和腿部有拉伸感即可。

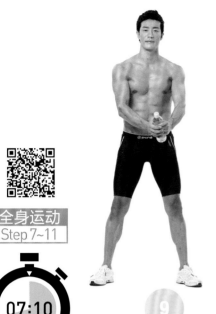

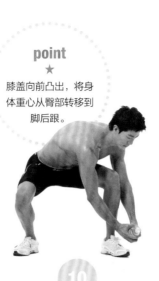

point
★
膝盖向前凸出，将身体重心从臀部转移到脚后跟。

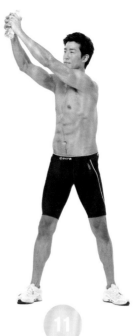

全身运动
Step 7~11

07:10

Step 7 »

横蹲

⏱ 50秒 💪 强化大腿·臀部·肋部

⑨ 双脚分开，比肩稍宽。双手抓住水瓶。

⑩ 吸气 身体向下蹲坐，上半身前倾，双手靠向左脚尖。

⑪ 呼气 起身的同时，手臂向右侧拉伸。重复 10 次后换反方向重复。

« Step 8

调整呼吸

⏱ 10秒

07:20

« Step 9

弓步转体

⏱ 50秒
💪 强化腹部·肋部·大腿

08:10

⑮ 呼气 回到原位，反方向重复。该组动作重复 10 次。

⑭ 吸气 右腿向前跨一步，双臂举至胸部，向右侧转体。

⑬ 双脚并拢，双手交叉。

⑫ 吸气 双臂伸展开，呼气 双臂向前伸。重复 5 次。

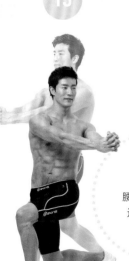

point
★
腰部没必要转得过大。腹部要用力。

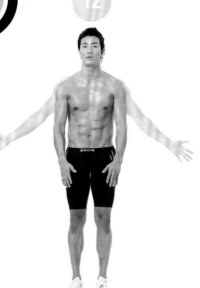

10 分钟
家庭健身

第 **3** 阶段

有氧运动
Step 1~6

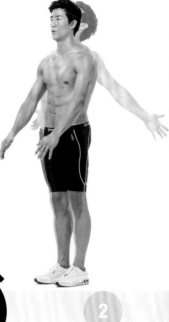

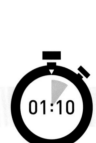

01:00　　　1

Step 1 »

踢塑料袋

⏱ 1分钟 💪 强化腹部 · 大腿

将塑料袋装满空气，然后系上，双腿轮换踢塑料袋。坚持1分钟。

01:10　　　2

吸气双臂伸展开，呼气双臂向前伸。重复 5 次。

Step 2 »

调整呼吸

⏱ 10秒

« Step 7

横蹲

⏱ 50秒

💪 强化大腿 · 臀部 · 肋部

呼气起身的同时，手臂向右侧拉伸。重复 10 次后换反方向重复。

吸气身体向下蹲坐，上半身前倾，双手靠向左脚尖。

双脚分开，比肩稍宽，目视前方。双手抓住水瓶。

11　　　10　　　9

04:00

全身运动
Step 7~11

point
★
移动上半身的时候，腰后要有拉伸感。

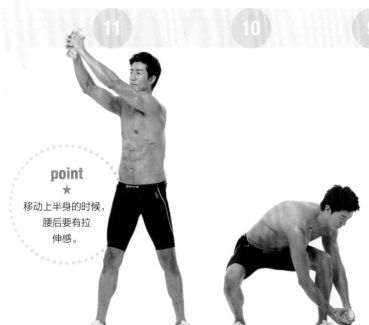

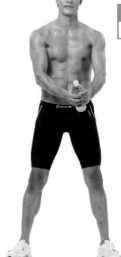

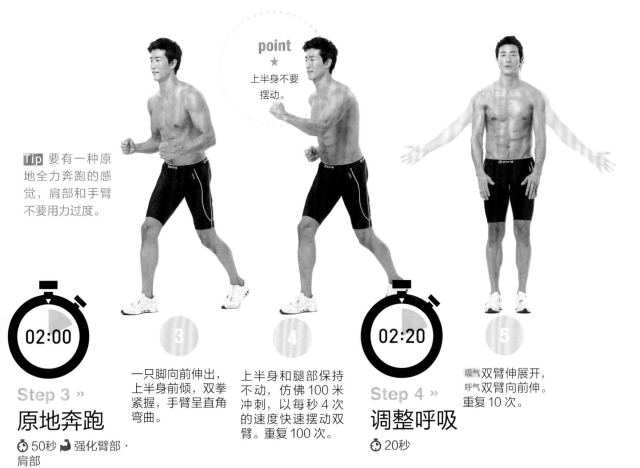

point
★
上半身不要摆动。

Tip 要有一种原地全力奔跑的感觉，肩部和手臂不要用力过度。

02:00

Step 3 »

原地奔跑
⏱ 50秒 💪 强化臂部·肩部

③
一只脚向前伸出，上半身前倾，双拳紧握，手臂呈直角弯曲。

④
上半身和腿部保持不动，仿佛 100 米冲刺，以每秒 4 次的速度快速摆动双臂。重复 100 次。

02:20

Step 4 »

调整呼吸
⏱ 20秒

⑤
吸气双臂伸展开，呼气双臂向前伸。重复 10 次。

« Step 6

调整呼吸
⏱ 20秒

« Step 5

俯卧举膝、落膝
⏱ 30秒 💪 强化腹部·肩部

⑧
吸气双臂伸展开，呼气双臂向前伸。重复 10 次。

03:10

⑦
吸气双腿向前跳，呼气然后回到原位，重复 10 次。

⑥
双手分开，与肩同宽，支撑地面俯卧，脚踝夹住卷筒纸，保持不动。

02:50

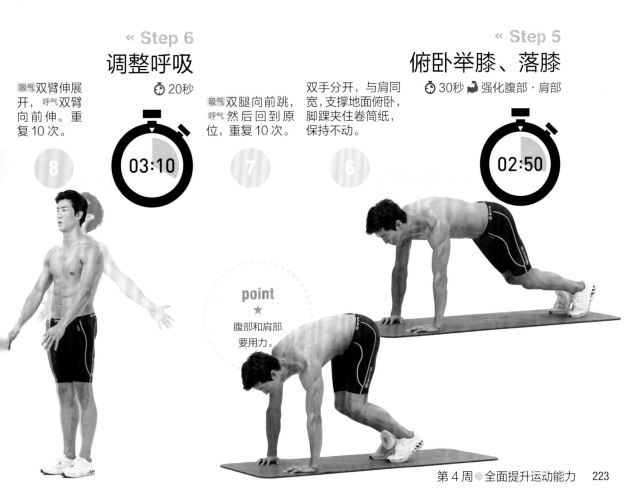

point
★
腹部和肩部要用力。

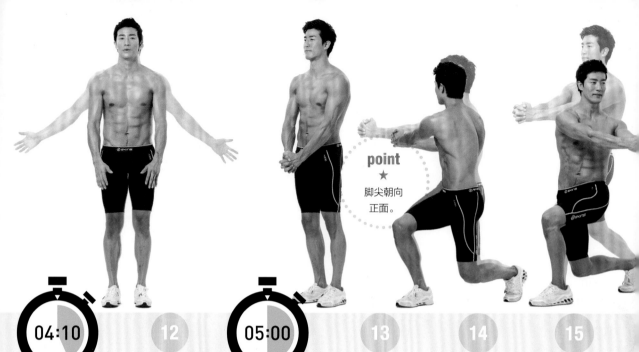

point
★
脚尖朝向
正面。

04:10 | **12**

Step 8 »

调整呼吸

⏱ 10秒

吸气双臂伸展开，呼气双臂向前伸。重复5次。

05:00 | **13** | **14** | **15**

Step 9 »

弓步转体

⏱ 50秒 💪 强化腹部·肋部·大腿

双脚并拢，双手交叉。

吸气右腿向前跨一步，双臂举至胸部，向右侧转体。

呼气回到原位，反方向重复。重复10次。

« Step 14

抱膝拉伸

⏱ 30秒 💪 放松腰部

呼气膝盖慢慢向胸部靠拢，保持10秒后吸气回到原位。重复3次。

平躺，双手紧抱双膝。

24 | **23** | **07:40** | **22**

呼气上半身保持不动，双膝向右侧转动，保持5秒后换反方向重复。该组动作重复3次。

point
★
腰部用力拉伸，
目视相反方向。

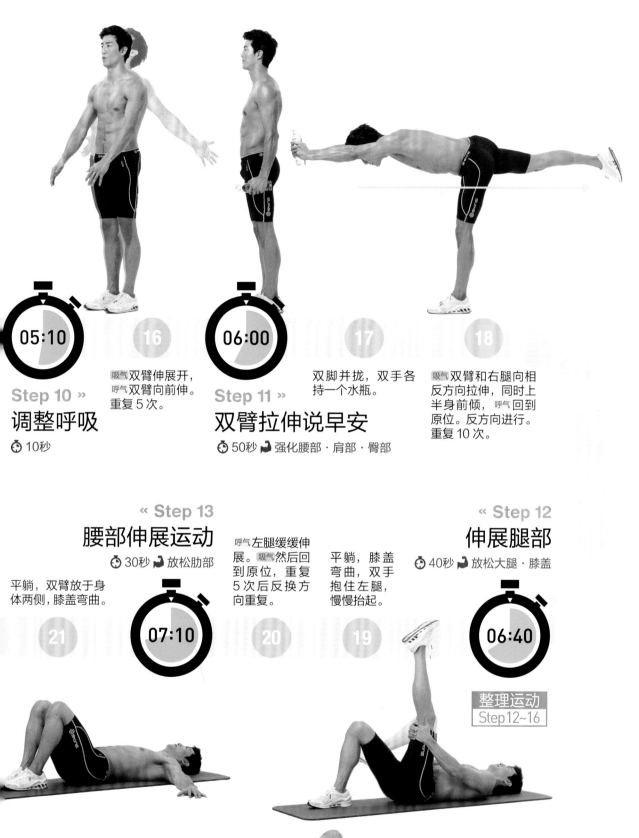

05:10

Step 10 »
调整呼吸
⏱ 10秒

16
吸气双臂伸展开，呼气双臂向前伸。重复5次。

06:00

Step 11 »
双臂拉伸说早安
⏱ 50秒 💪 强化腰部·肩部·臀部

17
双脚并拢，双手各持一个水瓶。

18
吸气双臂和右腿向相反方向拉伸，同时上半身前倾，呼气回到原位。反方向进行。重复10次。

« Step 13
腰部伸展运动
⏱ 30秒 💪 放松肋部

平躺，双臂放于身体两侧，膝盖弯曲。

呼气左腿缓缓伸展。吸气然后回到原位，重复5次后反换方向重复。

07:10

21

20

19

平躺，膝盖弯曲，双手抱住左腿，慢慢抬起。

« Step 12
伸展腿部
⏱ 40秒 💪 放松大腿·膝盖

06:40

整理运动
Step12~16

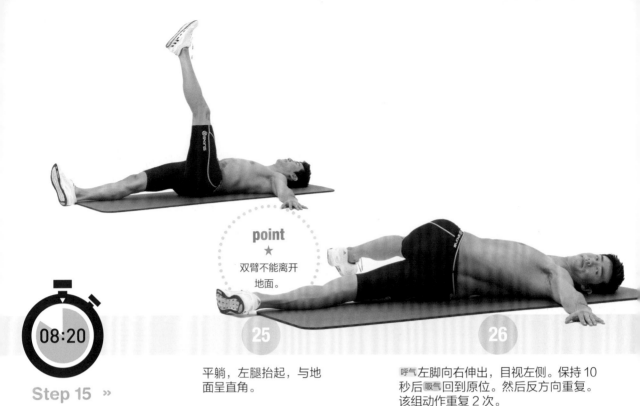

point
★
双臂不能离开
地面。

08:20

25

26

Step 15 »
平躺单腿跨越

⏱ 40秒　💪 放松腰部·肋部

平躺，左腿抬起，与地面呈直角。

呼气左脚向右伸出，目视左侧。保持 10
秒后吸气回到原位。然后反方向重复。
该组动作重复 2 次。

« **Step 3**
弓步转体

⏱ 50秒
💪 强化腹部·肋部·大腿

« **Step 2**
调整呼吸

⏱ 10秒

呼气回到原位，
换反方向重复。
该组动作重复
10 次。

吸气右腿向前跨
一步，双臂举
至胸部，向右
侧转体。

双脚并拢，双
手交叉。

吸气双臂伸展开，
呼气双臂向前伸。
重复 5 次。

7

6

5

01:50

4

01:00

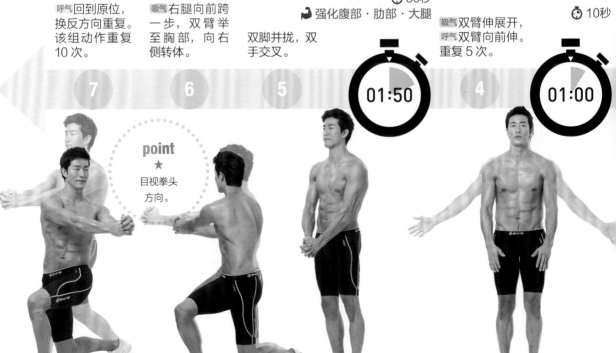

point
★
目视拳头
方向。

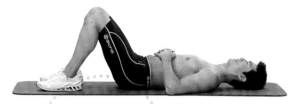

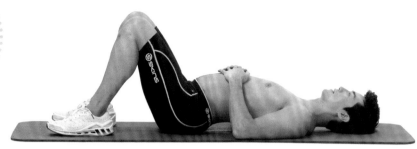

point
★
腹部用力，同时臀部
抬起，腰部下压。

09:00

Step 16 »

平躺，腰部抬起落下

⏱ 40秒 💪 放松腹部·腰部

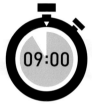

27

平躺，双膝抬起，双手自然
放在身体两侧。

28

吸气 臀部和肩部紧贴地面，仅腰部
稍离开地面。保持3秒后 呼气 腹部
用力，使腰部贴紧地面。重复5次。

« Step 1

横蹲

⏱ 50秒 💪 强化大腿·臀部·肋部

呼气 起身的同时，
手臂向右侧拉伸。
重复10次后换反
方向重复。

吸气 身体向下蹲
坐，上半身前倾，
双手靠向左脚尖。

双脚分开，比肩稍宽。
双手抓住水瓶。

3 **2** **1**

00:50

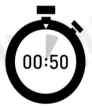

全身运动
Step 1~5

**10 分钟
家庭健身**

第 ④ 阶段

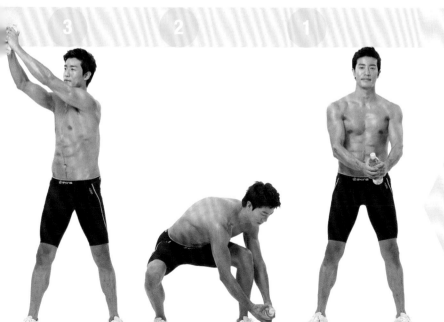

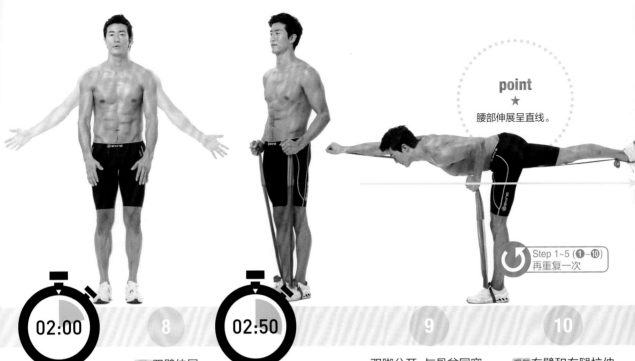

point
★
腰部伸展呈直线。

Step 1~5 (**1**~**10**)
再重复一次

02:00

⑧

Step 4 »
调整呼吸

⏱ 10秒

吸气双臂伸展开，呼气双臂向前伸。重复5次。

02:50

Step 5 »
单臂拉伸
说早安

⏱ 50秒 💪 强化腰部·肩部·臀部

⑨

双脚分开，与骨盆同宽，双脚各踩丝袜的尾端，另一端用手拉住。

⑩

吸气右臂和右腿拉伸的同时，上半身前倾，呼气然后回到原位，换反方向重复，该组动作重复10次。

吸气臀部和肩部紧贴地面，仅腰部稍离开地面。保持3秒后，呼气腹部用力，使腰部贴紧地面。重复5次。

平躺，双膝抬起，双手自然放在身体两侧。

« **Step 10**
平躺，腰部
抬起落下

⏱ 40秒 💪 放松腹部·腰部

呼气左脚向右伸出，目视左侧。保持10秒后吸气回到原位。然后换反方向重复。该组动作重复2次。

⑳　　⑲　　**08:40**　　⑱

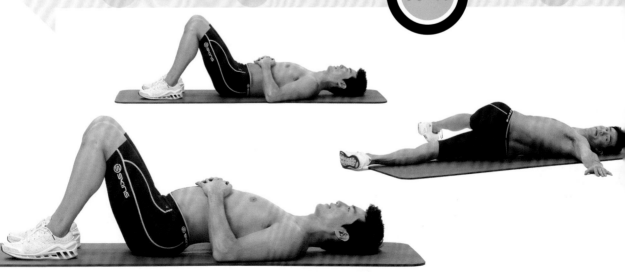

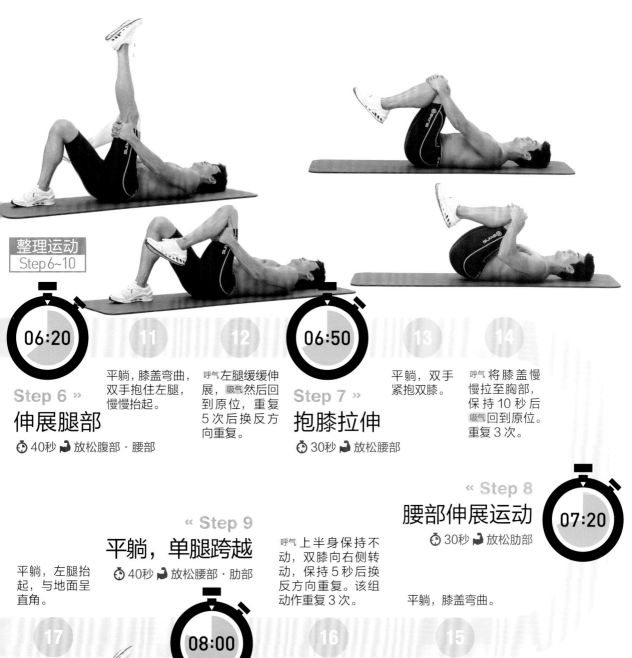

整理运动
Step 6~10

06:20

11　平躺，膝盖弯曲，双手抱住左腿，慢慢抬起。

12　呼气左腿缓缓伸展，吸气然后回到原位，重复5次后换反方向重复。

Step 6 »

伸展腿部

⏱ 40秒 💪 放松腹部·腰部

06:50

13　平躺，双手紧抱双膝。

14　呼气将膝盖慢慢拉至胸部，保持10秒后吸气回到原位。重复3次。

Step 7 »

抱膝拉伸

⏱ 30秒 💪 放松腰部

« Step 8

腰部伸展运动

07:20

⏱ 30秒 💪 放松肋部

« Step 9

平躺，单腿跨越

⏱ 40秒 💪 放松腰部·肋部

平躺，左腿抬起，与地面呈直角。

08:00

16　呼气上半身保持不动，双膝向右侧转动，保持5秒后换反方向重复。该组动作重复3次。

15　平躺，膝盖弯曲。

17

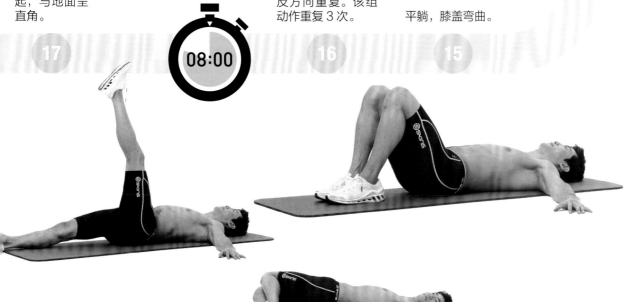

第 4 周减肥清单

来看看自己这一周的生活习惯吧!

哇! 终于结束了第 4 周的训练!
有完成目标的,
恐怕也有没实现目标的。
即使从表面上看没有变化也不要失望。
你的身材已经走在了 S 形曲线的路上。
抽空从第 1 周开始, 养成运动的好习惯吧。
总有一天你会在镜子中看到你最想
看到的自己。

4th. week
check list

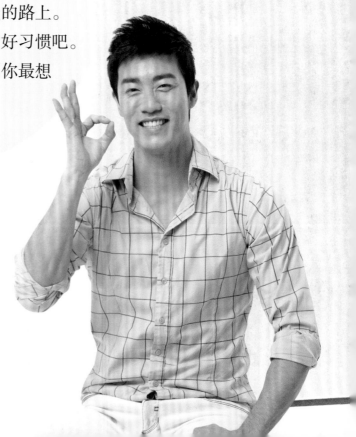

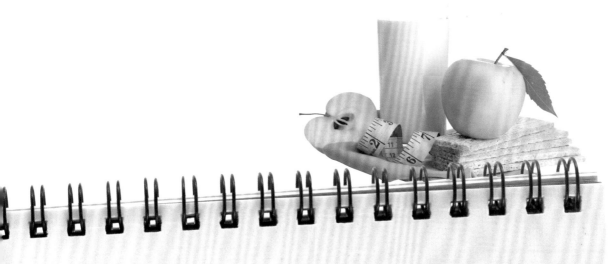

	总是 （每天）	经常 （每周3次以上）	偶尔 （每周1~2次）	从不 （每周0次）
你吃早餐吗？	10	7	4	0
每天的饮水量够1L（约5杯）吗？	10	7	4	0
在固定的时间睡觉吗？	10	7	4	0
饭后会散步10分钟吗？	10	7	4	10
你吃夜宵吗？	0	2	4	10
你喝酒吗？	0	2	4	0
每天10分钟的家庭健身第1阶段完成了吗？	10	7	4	0
每天在相同的时间运动吗？	10	7	4	0
不乘电梯而走楼梯吗？	10	7	4	0
饭前吃水果吗？	10	7	4	分
合计				

回想这一周的运动，记录下自己值得称赞和需要改善的地方吧。

....

....

....

来听听青花鱼教练的结束问候吧！

分部位家庭健身 Best3

不能因为本书的 4 周运动训练结束了就彻底结束运动！即使减重成功了，也一定存在留有遗憾或者想要更完美的部位。下面我们着重介绍一下本书动作中的分部位 Best3，对想要训练的部位进行重点锻炼吧！

丰盈的胸部线条

拉紧丝袜，拉伸胸部

45秒

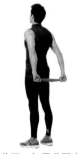

1 双腿分开，与骨盆同宽，双臂于身后拉紧丝袜。

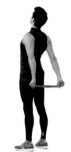

2 呼气 双臂向下伸展。保持 5 秒后 吸气 回到原位。重复5次。

反作用力俯卧撑

45秒

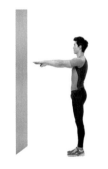

1 双脚并拢，面对墙壁站立，指尖离墙壁 20 厘米。

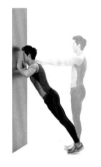

2 吸气 上半身慢慢向墙壁方向倾，直至面部靠近墙壁，呼气 利用墙壁的反作用力，身体回到原位。重复 10 次。

单手俯卧撑

45秒

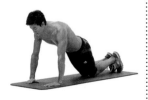

1 俯卧，双手和膝盖支撑地面。

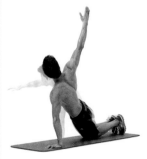

2 吸气 右手向上举起，胸部和肩膀伸展。

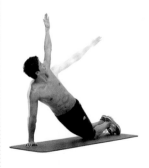

3 呼气 回到原位，反方向重复。该组动作重复 10 次。

手肘推椅背

40秒

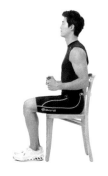 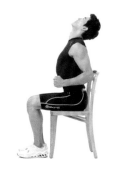 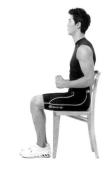

1 臀部紧贴椅子末端坐下，双臂弯曲。

2 吸气用手肘支住椅背，打开肩部和胸部，头部向后倾，保持5秒。

3 呼气慢慢回到原位，重复5次。

靠墙拉伸

45秒

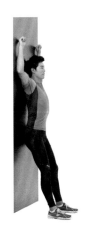 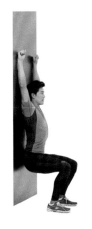 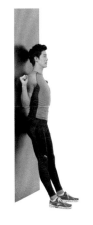

1 臀部、肩部、头部贴于墙壁，手肘贴住墙壁上拉。双脚离墙壁一步距离，双脚分开，与肩同宽。

2 吸气臀部和肩部不要离开墙壁，慢慢向下坐。同时手臂自然上移。

3 呼气起身，手肘弯曲向下拉伸。重复10次。

丝袜羽翼

40秒

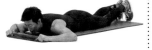 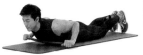

1 俯卧，双手拉紧丝袜。

2 吸气上半身稍向上抬，手肘靠近肋部，保持1秒后呼气回到原位，重复10次。

侧跨步 Ⅰ

1分钟

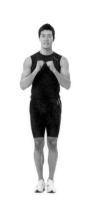 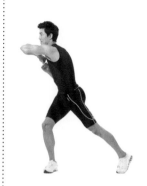 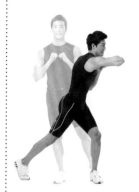

1 双拳并拢，举至胸前。

2 呼气 左腿向侧面伸展，左肘向右侧转动。

3 吸气 回到原位，呼气 换右脚向侧面伸展，右肘向左侧转动。该组动作重复 20 次。

交叉触摸脚趾 Ⅰ

1分钟

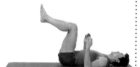 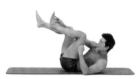 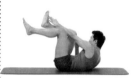

1 平躺，双腿屈膝抬起，手肘支撑地面。

2 呼气 上半身挺起，用右手触摸左脚尖。

3 吸气 回到原位，反方向重复。该组动作重复 10 次。

弓步转体

50秒

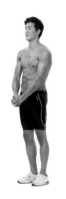 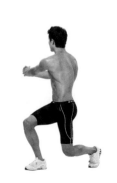 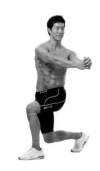

1 双脚并拢站立，双手十指交叉。

2 吸气 右腿向前跨一步，下蹲弓步，双臂举至胸前，向右侧转体。

3 呼气 回到原位，反方向重复。该组动作重复 10 次。

单腿举 Ⅱ

1分10秒

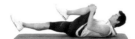

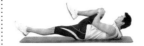

1 平躺，头部稍抬起，双手紧抱左膝抬至胸部位置。右脚抬离地面。

2 呼气左腿伸直，双手紧抱右膝抬至胸部位置。该组动作重复 20 次。

模拟登山

40秒

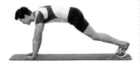

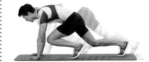

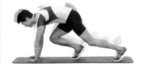

1 俯身，双手支撑地面，双脚并拢，用脚尖抓住重心。

2 左膝拉至胸部位置。

3 吸气双脚蹬地跳跃，右膝抬至胸部位置，左腿向后伸出。呼气接着蹬地跳跃，左膝抬至胸部位置，右腿向后伸出。该组动作重复 30 次。

平躺触碰脚趾

1分钟

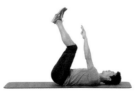

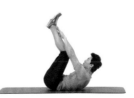

1 平躺在地面上，抬起双臂和双腿。

2 呼气上半身挺起，指尖尽力去触碰脚趾 吸气然后放下。重复 20 次。

臀部力量举

1分钟

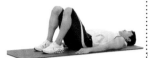
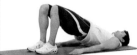
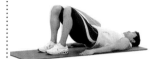

1 平躺，膝盖弯曲，双手放在大腿两侧。双脚离臀部一个手掌距离。

2 呼气 从臀部到腰部、背部慢慢抬起，直到膝盖与肩部呈斜线。

3 吸气 背部慢慢回到地面。呼气 臀部着地之前再次抬起，重复10次。

俯身抬腿

1分钟

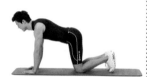
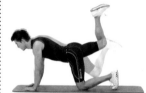
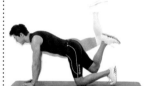

1 俯身，用双手和膝盖支撑地面。肩部、背部和臀部呈直线。

2 呼气 抬起右腿，右脚掌与天花板平行。

3 吸气 回到原位。呼气 腿部着地前再次抬起。重复10次后换反方向重复10次。

单膝上下举

50秒

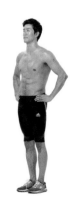
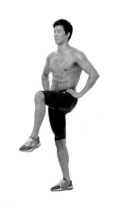
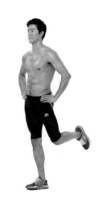

1 双脚分开，与骨盆同宽，双手叉腰。

2 吸气 左膝抬起至腰部高度。

3 呼气 左腿向后伸出。重复10次后换反方向重复10次。

相扑硬拉

30秒

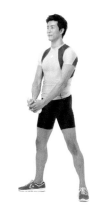

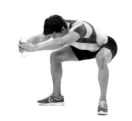

1 双手紧握水瓶,双脚分开,比肩稍宽,脚尖向外。

2 吸气 臀部向后坐,上半身向前倾。为了抓住身体重心,双臂同时向前伸。保持1秒后 呼气 回到原位。重复10次。

腰部、肩部下压

20秒 放松腰部・肩部

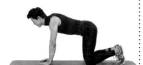

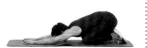

1 俯身,双膝跪地,双手支撑地面。

2 双臂向前伸,上半身下压,腋窝贴近地面。保持10秒后回到原位。重复2次。

双臂拉伸说早安

50秒

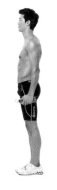

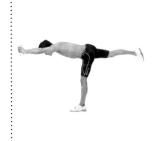

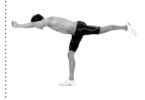

1 双脚并拢,双手各持一个水瓶。

2 吸气 上半身前倾,双臂和右腿向相反方向拉伸。

3 呼气 回到原位,换反方向重复。该组动作重复10次。

扭腿拉伸手肘

50秒

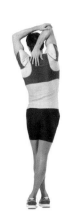

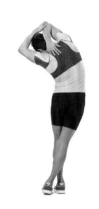

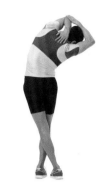

1 两腿交叉站立，右脚放在左脚后面，双臂弯曲，放于头部后方，左手抓住右肘。

2 呼气 上半身向左侧屈。保持5秒。

3 吸气 回到原位后重复3次，再反方向重复3次。

前倾 & 后抬 Ⅰ

30秒

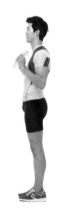

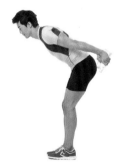
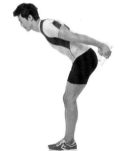

1 双脚并拢，手拿水瓶，双臂贴紧身体，向上抬。

2 呼气 膝盖稍弯曲，上半身前倾，双臂向后抬起，吸气 回到原位。重复10次。

前倾 & 后抬 Ⅱ

30秒

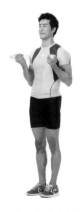

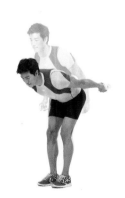

1 双脚并拢，手拿水瓶，双臂贴紧身体，向上抬。

2 呼气 膝盖稍弯曲，上半身前倾，手腕内侧朝上，双臂向后抬起。吸气 回到原位。重复10次。

原地抬脚后跟

1分10秒

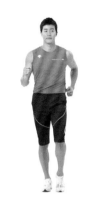

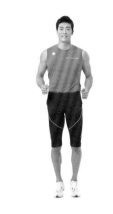

1 双腿分开，与骨盆同宽，双臂 90°弯曲。面朝正前方站立。

2 双臂自然前后摆动，像慢跑一样，脚后跟交替抬起。以每秒 2 次的速度重复 100 次。

扶椅屈腿深蹲

30秒

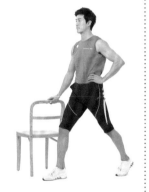

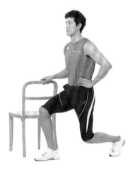

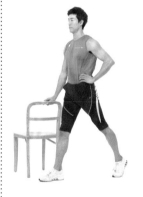

1 目视前方，右手抓住椅背，左手扶腰，右脚向前伸出。左脚脚后跟抬起。

2 吸气 腰背挺直，直线下蹲，膝盖弯曲。

3 呼气 起身，重复 10 次后再反方向重复。

单腿屈膝，下压膝盖

50秒

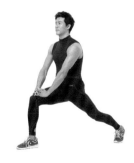

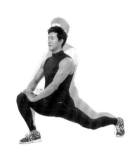

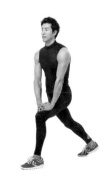

1 右腿向前迈一大步，右膝呈直角弯曲，双手交叉放在膝盖上面。

2 呼气 臀部慢慢向下压，保持 10 秒。

3 吸气 双腿用力向上伸，回到原位，反方向重复。该组动作重复 2 次。

thanks to

过去的记忆虽然很美好，但是对新事物的期待和好奇能让人被一种兴奋感包围。

这本书的出版，希望会给大家带去那种兴奋感，它也是我人生中重要的缘分。

常说"那家伙的发型太没必要了"并为本书倾尽全力的吴贤镇老师，

有着孩子般明朗的笑容，工作时又无比真挚的闵宝兰老师，

有着四次元魅力，为这本书付出很多努力的金晓莹老师，

还有作为上面老师的朋友，为我们拍摄出完美照片的李原叶老师，

为我的造型日夜操劳的沈世珍老师，

以及即使我借用出版社最大的会议室也给予理解的所有出版社同仁，

我非常感谢大家。

说实话，如果用请客来计算我没按时交稿的次数，恐怕我要请上几个月了。

由于我个人行程以及各种事由，我很想和大家说抱歉，并转达我的感谢。

最后也同样感谢我身边所有的朋友和家人。

我还要感谢激起我强烈责任感的搭档，我对着月亮和星星起誓，我非常珍惜和感谢你们。

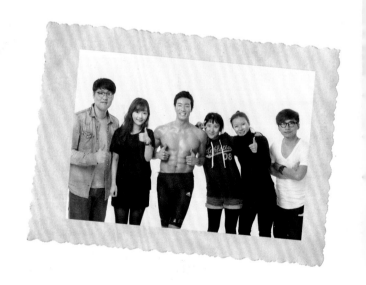